- 138

3764
G.1.

FORMULAIRE
PHARMACEUTIQUE
ÉGYPTIEN.

FORMULAIRE
PHARMACEUTIQUE
ÉGYPTIEN,

A L'USAGE

DES HÔPITAUX MILITAIRES, DES ÉTABLISSEMENTS,
DES CORPS ET DE LA MARINE;

RÉDIGÉ

PAR LE CONSEIL GÉNÉRAL DE SANTÉ.

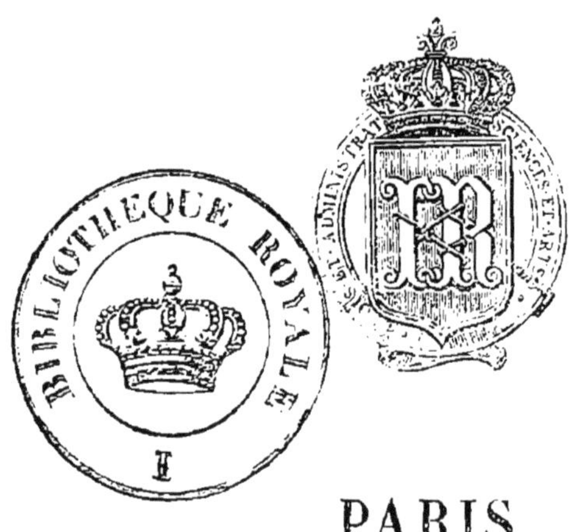

PARIS.

IMPRIMÉ PAR AUTORISATION DU ROI

A L'IMPRIMERIE ROYALE.

M DCCC XL.

PRÉFACE.

Le besoin d'avoir un Formulaire, dans lequel les médicaments employés en médecine fussent circonscrits dans un cercle tel que la comptabilité pût en sortir claire et facile, s'était déjà fait sentir depuis longtemps en Égypte. Le conseil de santé s'en occupa; mais il ne put faire d'abord qu'une œuvre provisoire, que le temps et l'expérience devaient améliorer.

Parvenu à cette époque, où tout prend une marche régulière et de la stabilité, un Formulaire définitif est d'une nécessité absolue, et voici celui que nous avons cru devoir rédiger et adopter.

Pour être concis, nous avons été obligés de retrancher de la matière médicale, de la pharmacologie, et du répertoire des prescriptions journalières, tout ce qui ne nous a pas paru rigoureusement indispensable. Nous nous sommes bornés à décrire la partie employée d'une substance naturelle. Nous avons, autant que possible, réduit le nombre des produits pharmaceutiques et chimiques, et simplifié les opérations par lesquelles on les obtient.

On peut donc considérer notre travail seulement comme un recueil très-abrégé, qui servira aux pharmaciens pour reconnaître, choisir, préparer et conserver les médicaments en usage dans les hôpitaux militaires, et où les médecins et chirurgiens trouveront toutes les formules auxquelles leurs prescriptions devront être limitées; prescriptions qu'on ne saurait trop leur recommander de restreindre, en les invitant à se pénétrer de cette idée, que la plupart des maladies, en Égypte, étant des irritations de l'appareil digestif, l'abondance des remèdes surtout énergiques ne peut qu'être nuisible [1].

Nous avons adopté la méthode rationnelle par ordre de propriété des médicaments.

Notre travail comprend quatre parties distinctes :

1° La matière médicale[2], avec quelques notions de nosologie, et une indication des poisons et de leurs antidotes;

[1] Les médecins pourront toutefois, quand ils le jugeront à propos, varier leurs formules, en employant les médicaments qui sont indiqués dans la matière médicale.

[2] Pour l'orthographe correcte des noms arabes des substances, consultez la pharmacopée imprimée au Caire, en arabe, en 1253; un volume in-8°. — J.

2° La pharmacologie, ou les préparations officinales;

3° Le Formulaire proprement dit, ou préparations journalières (recueil des formules);

4° (A) Instructions sur les devoirs et les attributions des pharmaciens aux armées ou dans les hôpitaux, suivies de quelques observations sur les obligations des chirurgiens, particulièrement dans leurs rapports avec la pharmacie;

(B) Des tableaux indiquant la quantité des médicaments, denrées, instruments, ustensiles et objets de consommation, nécessaires à l'approvisionnement semestriel des divers hôpitaux, d'un régiment, d'un bataillon, ou d'une ambulance régimentaire, et servant à établir les demandes;

(C) Un modèle de chaque pièce de comptabilité;

(D) Le rapport des poids métriques avec les poids européens [1] et les poids arabes.

Caire, le 1er moharrem 1253.

Les Membres du Conseil général de santé,

DESTOUCHES, DIBAZY, CLOT-BEY.

[1] Nous avons employé, dans le Formulaire magistral, la livre de douze onces, et ses divisions en drachmes en usage en Égypte; mais, comme la comptabilité se tient en grammes, nous avons placé à côté le poids décimal correspondant.

TABLE DES MATIÈRES.

ADDITIONS ET CORRECTIONS.

Page 3, ligne 4, *idrot*, lisez *idrat*.
Page 3, ligne 8 (a fine), *Hage*, lisez *Hagar*.
Page 37, ligne 13, *copiahu*, lisez *copahu*.
Page 41, ligne 9, *Squella*, lisez *Squilla*.
Page 84, ligne 3 (a fine), *Choukarah*, lisez *Choukarân*.
Page 151, ligne 15, TARTARO, lisez TARTRO.
Page 156, ligne 10, COMPOSÉ, lisez COMPOSÉE.

FORMULAIRE PHARMACEUTIQUE ÉGYPTIEN.

PREMIÈRE PARTIE.

MATIÈRE MÉDICALE.

La matière médicale a pour objet la connaissance des médicaments ou des substances qui ont la propriété de modifier l'état de nos organes, et que, dans ce but, on fait servir au traitement des maladies.

Les propriétés physiques et chimiques des médicaments, leur action sur l'économie animale, leur usage, leur préparation et leur mode d'administration constituent la matière médicale et la pharmacologie.

Les médicaments qui entrent dans cette matière médicale sont les seuls admis dans le formulaire des hôpitaux de l'Égypte; ils ont été jugés suffisants pour le traitement des maladies qui y règnent.

La manière la plus rationnelle de classer les médicaments pour en faciliter l'étude, nous a paru la suivante, et nous l'avons adoptée.

CLASSE Ire. Caustiques.
II. Épispastiques et rubéfiants.
III. Astringents.
IV. Toniques.
V. Excitants.
——— généraux, spéciaux.
VI. Narcotiques stupéfiants.
VII. Émétiques.
VIII. Purgatifs.
IX. Laxatifs.
X. Tempérants.
XI. Émollients.
XII. Anthelmintiques.

Une treizième classe comprend les médicaments qui n'ont pu trouver place dans les douze premières.

Chaque médicament, simple ou composé, porte un numéro d'ordre; on peut donc voir à l'instant, d'après les numéros de renvoi, dans quelle préparation officinale ou magistrale il entre, son mode de préparation et son emploi.

CLASSE PREMIÈRE.

CAUSTIQUES.

Les substances caustiques ont la propriété de désorganiser les parties des corps avec lesquelles on les met en contact.

1. Hydrate de potasse. — Potasse caustique, pierre à cautère (247, 358).
Idrato di potassa.
Hagar caoui (idrot el-potassa).

En fragments aplatis, cassants, ou en cylindres de la grosseur d'une plume à écrire; d'un blanc grisâtre, d'une faible odeur de lessive, d'une saveur extrêmement caustique. L'hydrate de potasse est soluble dans l'eau et dans l'alcool; verdissant fortement le sirop de violettes, fusible au-dessous de la chaleur rouge.

Composition. Protoxyde de potassium, 100; eau, 25.

Incompatibles. Tous les acides, les sels de chaux et métalliques.

Emploi. Pour ouvrir les abcès et établir les cautères; sa dose est de la grosseur d'une tête d'épingle jusqu'à celle d'une lentille.

Poison. — *Antidotes.* Les acides végétaux dans des boissons.

2. Nitrate d'argent fondu. — Pierre infernale (261).
Pietra infernale, nitrato d' argento fuso.
Hage gahanam (nitrat el-fadda zaïeb).

Produit chimique résultant de la combinaison de l'acide nitrique et de l'oxyde d'argent.

En cylindres de la grosseur d'une plume à écrire; cassant, d'un gris plus ou moins noir à l'extérieur, gris et cristallisé à l'intérieur; inodore, d'une saveur caustique et amère, métallique. La pierre infernale est soluble dans l'eau, et tache la peau en brun foncé.

Composition. Acide nitrique, 100; oxyde d'argent, 214,3.

Incompatibles. Les alcalis, les acides hydrochlorique, sulfurique et tartrique, et leurs sels, l'arsenic, les hydrosulfates, les substances astringentes.

Emploi. Pour réprimer les chairs fongueuses; dans la pommade anti-ophtalmique (226), dans le collyre (358).

Poison violent. — *Antidotes.* Solution de chlorure de sodium, lait, adoucissants.

3. Deuto-chlorure d'antimoine sublimé. — Beurre d'antimoine (250).

Butiro d' antimonio solido, deuto-cloruro d' antimonio.

Zebdet el-antimoun gamed (tani clorour el-antimoun).

Produit chimique résultant de la combinaison du chlore et de l'antimoine.

Épais, concret, opalin, inodore, d'une saveur très-caustique et métallique; attirant l'humidité de l'air; fusible au-dessous de 100 degrés.

Composition. Antimoine, 100; chlore, 80.

Incompatibles. Comme pour le nitrate d'argent, plus l'eau.

Emploi. Pour cautériser les plaies étroites et sinueuses, par exemple, celles faites par les animaux enragés.

Poison violent. — *Antidotes.* Émétiques, blancs d'œufs délayés, antiphlogistiques.

4. Oxyde rouge de mercure. — Précipité rouge (256).
Precipitato rosso, ossido di mercurio rosso.
Basseb ahmar (oxid el-zeibak el-ahmar).

Préparation chimique, produit solide de l'action de l'acide nitrique sur le mercure.

En poudre, ou en masse de petites écailles d'un rouge orangé, brillantes, inodores, d'une saveur caustique métallique.

Composition. Mercure, 100; oxygène, 7,9.

Emploi. A des doses indéterminées pour détruire les chairs fongueuses; comme escharrotique, on en saupoudre les ulcères; dans la pommade anti-ophtalmique (225), dans l'onguent brun (230), dans les collyres secs (195).

Vénéneux. — *Antidotes.* Blancs d'œufs délayés dans l'eau, saignée, mucilages.

5. Sulfate de cuivre. — Vitriol bleu.
Vitriolo di rame, solfato di rame.
Toutieh zarca (cabritat el-nehas, zag azraq).

Produit de fabrique, résultant de la combinaison de l'acide sulfurique et du deutoxyde de cuivre.

En cristaux transparents bleus, s'effleurissant à l'air et devenant légèrement opaques à leur surface; le vitriol bleu est inodore, d'une saveur styptique, métallique; soluble dans l'eau.

Pesanteur spécifique, 2,190.

Composition. Acide, 32; oxyde de cuivre, 32; eau, 36.

Incompatibles. Les alcalis, les hydrosulfates, le fer, etc.

Emploi. Pour cautériser certains ulcères et toucher les aphthes.

Vénéneux. — *Antidotes.* Limaille de fer délayée dans l'eau gommée.

6. Ammoniaque. — Alcali volatil (244).
Ammoniaca.
Roh el-nochâder, alaui taïar.

Produit chimique.

Liquide, incolore, transparent; d'une odeur très-pénétrante, particulière; marquant 22 degrés à l'aréomètre de Baumé; d'une saveur caustique.

Pesanteur spécifique, 0,903.

Composition. Gaz ammoniac, 25,37; eau, 74,63.

Incompatibles. Les acides, les sels métalliques, l'alun, etc.

Emploi. Comme caustique rubéfiant dans des liniments (368, 372), et spécifique contre la morsure des animaux venimeux et la piqûre de certains insectes.

Vénéneux. — *Antidotes.* Le chlore gazeux, les vapeurs d'acide hydrochlorique.

Les acides sulfurique, nitrique, hydrochlorique, concentrés, le deuto-chlorure de mercure, le nitrate acide de mercure pourraient être rangés dans la classe des caustiques; mais comme ces substances ont d'autres propriétés plus importantes, nous les placerons en leur lieu.

L'eau bouillante peut être classée dans les caustiques; les moxas, les sétons font aussi partie de cette catégorie, mais ils trouvent leur place à la chirurgie.

CLASSE II.

ÉPISPASTIQUES ET RUBÉFIANTS.

On donne le nom d'épispastiques et de rubéfiants à des médicaments qui, à un degré plus ou moins fort, rougissent la peau sur laquelle on les applique, et en prolongeant cette action, y déterminent la formation de vésicules remplies de sérosités ou phlyctènes.

7. Cantharides.
Cantarid.
Zarorih.

Insecte coléoptère du midi de l'Europe, de 8 à 10 lignes de long, ayant quatre ailes, deux supérieures, longues, flexibles, d'un beau vert doré métallique, dont les débris s'aperçoivent dans la poudre la plus fine. On doit choisir les cantharides bien sèches, bien entières, non vermoulues, d'une odeur forte, vireuse, désagréable, d'une saveur âcre, brûlante, caustique et urineuse.

Le principe vésicant est la cantharidine.

Emploi. En poudre, en pommade (231), en emplâtre (233), en teinture (208).

Vénéneux. — *Antidotes.* Boissons et lavements mucilagineux, émulsions, lait, huiles fixes, saignées.

8. Moutarde noire.
Senapa nera.
Khardel esoued.

Graine d'une plante annuelle, *sinapis nigra* (crucifère), qui croît en Europe et en Égypte. Petite semence globuleuse, d'un noir violacé à l'extérieur, un peu comprimée; odeur pénétrante, quand on la brise et qu'on la mouille; saveur âcre et brûlante.

Emploi. La poudre, délayée dans une petite quantité d'eau tiède pour en faire une pâte molle, constitue les sinapismes (383); avec un peu plus d'eau, elle forme les fomentations sinapisées (366); et avec une quantité plus grande encore, on a les pédiluves sinapisés (377). La moutarde noire sert à faire l'esprit de moutarde (218).

On ne doit la réduire en poudre qu'à mesure des besoins; l'humidité la détériore.

CLASSE III.

ASTRINGENTS.

Les médicaments astringents sont ceux qui, mis en contact avec les tissus vivants, y produisent une sorte de resserrement.

9. Acide sulfurique. — Huile de vitriol (243).
Acido solforico.
Zeit el-zag (Hamedd el-cabritik).

Produit de manufacture résultant de la combinaison du soufre et de l'oxygène.

Liquide blanc, huileux, inodore, d'une saveur extrêmement acide, rougissant fortement les couleurs bleues végétales, charbonnant et détruisant, quand il est concentré, les substances végétales et animales; marquant 66 degrés à l'aréomètre; attirant l'humidité de l'air.

Pesanteur spécifique, 1,842.

Composition. Acide sec, 81; eau, 19.

Incompatibles. Les alcalis et leurs carbonates, les hydrosulfates, etc.

Emploi. Dans quelques préparations chimiques (240, 241, 243, 258, 267, 269, 270, 271), pour aciduler quelques boissons et potions (275, 313); et à l'extérieur, quand il est étendu d'eau, comme caustique ou astringent dans les lotions sulfureuses (361).

Poison à haute dose. — *Antidotes.* Eau chargée de magnésie, mucilagineux, saignées.

10. Sulfate acide d'alumine et de potasse.—Alun (168).
Allume crudo, solfato acido di alumini e di potassa.
Chat zeffer (cabritat hamedd el-chaben *ou* el-potassa).

Produit naturel ou de fabrique, résultant de la combinaison de l'acide sulfurique de l'alumine et de la potasse, abondant en Égypte et en Europe. En masses de cristaux octaèdres, transparents, d'une saveur douce d'abord, et ensuite styptique; soluble dans cinq parties d'eau froide et moins de son poids d'eau bouillante; rougissant la teinture de tournesol;

exposé à un feu modéré se fond, perd son eau de cristallisation et constitue l'alun calciné (189).

Pesanteur spécifique, 1,719.

Composition. Acide, 34,23; alumine, 10,86, potasse, 9,81; eau, 45.

Incompatibles. Les alcalis et leur carbonates, la chaux, l'ammoniaque, les sels métalliques, les matières végétales astringentes.

Emploi. Dans des gargarismes (331), collyres (359), collutoires (338), et pour préparer l'alun calciné (189).

11. SULFATE D'ALUMINE ET DE POTASSE privé d'eau. — Alun calciné (189).
Alume calcinato, solfato acido d'alumini e di potassa.
Chab mocatif (cabritat hamedd el-chaben *ou* el-potassa).

Produit de laboratoire.

Blanc léger, spongieux, opaque, inodore, d'une saveur très-styptique, soluble dans l'eau, rougissant les couleurs bleues végétales.

Composition. Celle de l'alun, moins l'eau.

Incompatibles. Les mêmes que pour l'alun, plus l'eau.

Emploi. Pour réprimer les chairs fongueuses.

12. PROTOSULFATE DE FER VERT. — Vitriol vert (190).
Vitriolo verde, solfato verde di ferro.
Zag akhdar (cabritat akhdar el-hadid).

Produit de manufacture résultant de la combinaison de l'acide sulfurique et du protoxyde de fer.

En cristaux rhomboïdaux d'un vert pâle; ce produit est inodore, d'une saveur styptique, soluble dans deux parties d'eau froide et trois quarts de son poids d'eau bouillante. Au contact de l'air, il se couvre d'une couche jaunâtre; il éprouve la fusion aqueuse.

Pesanteur spécifique, 1,880.

Composition. Acide, 29,01; protoxyde, 25,43; eau, 45,56.

Incompatibles. Les alcalis et leurs carbonates, les sels solubles de chaux, le borax, le nitre, le muriate d'ammoniaque, l'acétate de plomb, les savons, les hydrosulfates.

Emploi. Dans de certaines fièvres intermittentes, à la dose de 1 à 20 grains (0,05 gram. à 1).

13. PROTOSULFATE DE ZINC. — Vitriol blanc (191).
Vitriolo bianco, solfato di zinco.
Zag abiad (cabritat el-carsini).

Produit de fabrique, résultant de la combinaison de l'acide sulfurique et du protoxyde de zinc.

Réunion de petits cristaux prismatiques incolores. Le vitriol blanc est inodore, de saveur acidule styptique; il s'effleurit à l'action de l'air; soluble dans deux parties et demie d'eau froide et moins de son poids d'eau bouillante.

A une chaleur modérée il se fond dans son eau de cristallisation.

Pesanteur spécifique, 1,912.

Composition. Acide, 31,99; oxyde, 32,12; eau, 35,89.

Incompatibles. Les alcalis et leurs carbonates, les hydrosulfates, le lait, le savon, les infusions végétales astringentes.

Emploi. Dans les collyres liquides (357, 359); en injection (341, 342).

14. PROTOXYDE DE ZINC IMPUR. — Tuthie.
Tuzia.
Toutieh.

Produit de fabrique, fourni par le commerce.

En écailles épaisses, compactes, pesant, d'un gris cendré, dur à casser et à mettre en poudre, garni d'aspérités.

Emploi. Pour les collyres secs (195).

15. PROTOXYDE DE PLOMB FONDU. — Litharge.
Litargirio, protosseto di piombo vetrificato.
Martek zoabi.

Produit de fabrique, résultant de la combinaison du plomb et de l'oxygène.

En lames mi-cassées, pesant; opaque, jaunâtre, inodore, insipide, inaltérable à l'air, insoluble dans l'eau, soluble dans les acides et les corps gras.

Composition. Plomb, 100; oxygène, 7,72.

Incompatibles. Les acides.

Emploi. Pour la préparation de certains emplâtres (234, 235), et celle du sous-acétate de plomb (255).

16. ACÉTATE DE PLOMB.—Sel de Saturne.
Sale di Saturno, acetato di piombo cristallezzato.
Melh zohal (khallat el-rossas).

Produit de manufacture, résultant de la combinaison de l'acide acétique et l'oxyde de plomb, sel en masses amorphes formées de petits cristaux aiguillés, prismatiques; inodore, d'une saveur sucrée d'abord, puis styptique; légèrement efflorescent à l'air, très-soluble dans l'eau et dans l'alcool; un feu assez modéré le décompose.

Pesanteur spécifique, 1,35.

Composition. Acide, 26,99; oxyde, 58,71; eau, 14,30.

Incompatibles. Les alcalis et leurs carbonates, presque tous les acides et les sels, la chaux, la magnésie, les hydrosulfates, le savon, les infusions végétales astringentes, les matières animales.

Emploi. Dans les collyres (359), en injection (342), pour faire l'extrait de saturne (255), l'acide acétique (270).

Vénéneux. — *Antidotes.* Solution de sulfate de soude, magnésie, eau hydrosulfurée.

17. SOUS-ACÉTATE DE PLOMB LIQUIDE.—Extrait de Saturne (255).
Estratto di Saturno, sotto acetato di piombo liquido.
Kolossa zohali (taht khallat el-rossas el-saîl).

Produit chimique, résultant de la combinaison de la litharge et de l'acétate de plomb.

Liquide dense, presque incolore, d'une légère

odeur de vinaigre, marquant 30 degrés à l'aréomètre, verdissant les couleurs bleues végétales, précipitant par l'eau et au contact de l'air.

Incompatibles. Les mêmes que pour l'acétate de plomb.

Emploi. Dans les mêmes indications que le sel de saturne, et pour pansement, à la dose de 1 à 3 dr. (3 à 9 gram.) dans 2 livres d'eau.

Vénéneux. — *Antidotes.* Les mêmes que pour l'acétate de plomb.

18. Sous-borate de soude. — Borax.
Borace, sotto borato di soda.
Borax (tath borat el-souda).

Produit naturel, formé par l'union de la soude et de l'acide borique, venant du Thibet.

Sel en cristaux irréguliers; demi-transparent, légèrement efflorescent, odeur nulle, saveur urineuse, verdissant le sirop de violettes; éprouvant la fusion aqueuse et se réduisant en une masse vitreuse; soluble dans vingt fois son poids d'eau froide et six d'eau bouillante.

Pesanteur spécifique, 1,72.

Composition. Acide borique, 34,98; soude, 16,77; eau, 48,25.

Incompatibles. Les acides, la potasse, les sels de chaux, de magnésie, etc.

Emploi. Pour préparer la crême de tartre soluble (254).

19. Protoxyde de calcium. — Chaux.
Calce viva, calce caustica.
Ghir (kelce).

Produit de l'art, fourni par le commerce.

Solide, d'un blanc grisâtre, inodore, d'une saveur âcre et caustique, attirant l'humidité de l'air et se réduisant en une poudre très-blanche. La chaux est tellement avide d'eau qu'elle en solidifie une partie en s'échauffant fortement, et dégage l'autre en une masse considérable de vapeur. Dans ce cas, quoique sèche, elle contient un tiers de son poids d'eau : sa solution verdit le sirop de violettes.

Pesanteur spécifique, 2,3.

Composition. Calcium, 100; oxygène, 35,05.

Incompatibles. Les acides, les carbonates alcalins, les infusions astringentes, les sels métalliques.

Emploi. Dans quelques préparations de laboratoire (244, 245, 247), et pour préparer l'eau phagédénique (259).

Il faut conserver la chaux dans des vases hermétiquement fermés.

20. Cachou.
Terra catu.
Cad hendi.

Extrait préparé avec quelques parties de l'*acacia catechu*, arbre du Bengale et du Japon.

En pains du poids de 3 à 4 onces, aplatis, comme carrés, cassure terne, rougeâtre, ondulée, quelquefois marbrée, friable sous la dent, se fondant entièrement dans la bouche; saveur astringente, agréable, arrière-goût sucré : il contient à peu près la moitié de son poids de tanin.

Incompatibles. Les alcalis, les sels métalliques, la gélatine.

Emploi. En teinture (210), pour collutoires et gargarismes, à la dose de 1 à 3 dr. (3 à 9 gram.).

21. Noix de galle[1].
Noce di galla.
Gouzet el-asf.

Excroissances qui se développent sur les feuilles du *quercus insectoria*, dans l'Asie mineure, par la piqûre d'un insecte.

Corps charnu, globuleux, de la grosseur d'une forte noisette, dur, raboteux, d'une couleur verdâtre, inodore, d'une saveur amère astringente.

Composition. Tanin, 25; acide gallique, 7, etc.

Incompatibles. Les carbonates alcalins, la chaux, les sels métalliques, la gélatine.

Emploi. En infusion ou légère décoction (295).

22. Ratanhia.
Ratania.
Ratania.

Écorce de la racine du *krameria triandria* (polygalées), arbuste du Pérou.

[1] Les galles d'Alep lourdes et non piquées sont les meilleures.

Racine ligneuse, divisée en radicules cylindriques de la grosseur moyenne d'une plume à écrire; la partie corticale, seule employée, est fibreuse, d'un rouge brun; son intérieur ligneux est très-dur et d'un rouge pâle jaunâtre. Odeur et saveur presque nulles.

Incompatibles. Les mêmes que pour la noix de galle.

Emploi. En décoction (295).

23. GRENADIER (racine de).
Punica (radice).
Ghedar el-român.

Racine d'un grand arbrisseau d'Afrique, *punica granatum* (myrtinées).

Cette racine est ligneuse, noueuse, dure, pesante; son écorce, particulièrement employée, est d'un gris jaunâtre en dehors, jaune en dedans, d'une saveur astringente non amère.

Incompatibles. Comme pour la noix de galle.

Emploi. En décoction (296), en lavements (353).

24. GRENADE (écorce de).
Punica.
Kechour el-român.

Ecorce du fruit d'un grand arbrisseau qui croît en Égypte, *punica granatum* (myrtinées).

Péricarde coriace, lisse à l'état frais, luisant, épais; olivâtre à l'extérieur, jaune à l'intérieur; dur, rugueux, fragile à l'état sec; saveur amère, astringente. Cette écorce contient beaucoup de tanin.

Incompatibles. Les alcalis, les sels métalliques, la gélatine, etc.

Emploi. La décoction pour boisson (294), pour fomentation (365).

25. Roses rouges.
Rose rosse.
Ouard ahmar.

Fleurs non épanouies d'un arbrisseau, *rosa gallica* (rosacées), qui croît en France et en Égypte.

D'un rouge pourpre foncé velouté, odeur agréable, saveur astringente. Les pétales doivent être mondés de leurs onglets.

Incompatibles. Comme pour la noix de galle.

Emploi. En infusion (281), dans le diascordium (199); pour fomentations, à la dose d'une demi-once à une once (12 à 24 grammes).

26. Tormentille.
Tormentella.
Tormentilla.

Racine d'une plante vivace, *tormentilla erecta* (rosacées), qui croît en France.

Noueuse, épaisse, de la longueur du doigt, garnie de filaments d'une couleur brune en dehors, jaunâtre en dedans, et tachetée de points bruns; inodore, d'une saveur très-astringente et amère.

Incompatibles. Les mêmes que pour la noix de galle.

Emploi. En décoction (295), dans le diascordium (199).

CLASSE IV.

TONIQUES.

Les toniques sont des médicaments dont l'action tend à augmenter l'énergie des organes.

Ils activent la nutrition en facilitant la digestion, et la rendent plus complète.

27. Quinquina gris.
China grigia.
Kinkina sengabi.

Écorce d'un arbre du Pérou, *cinchona condaminea* (rubiacées).

Les écorces sont roulées sur elles-mêmes, rugueuses à l'extérieur; à fissures transversales, à cassure nette et fibreuse, rougeâtres à l'intérieur; chargées à l'extérieur de taches blanches qui sont de petits lichens; odeur faible, saveur amère. Ses vertus résultent de la quinine et de l'acide quinique.

Incompatibles. Les acides concentrés, les sels métalliques et quelques infusions végétales, telles que la rhubarbe, la camomille, etc.

Emploi. En poudre, à la dose de 1 à 3 dr. (3 à 9 gram.), en décoction (293), pour lotions, injections et lavements.

28. Quinquina jaune, calisaya.
China gialla.
Kinkina safra.

Écorce d'un arbre du Pérou, *cinchona cordifolia* (rubiacées).

Les écorces, quand elles sont dépourvues de leur épiderme, sont plus ou moins grandes et plates, ou roulées, d'un jaune fauve, d'une cassure très-fibreuse. Celles non mondées sont roulées, à croûte assez mince, rugueuse, dure, grisâtre à l'extérieur, brune à l'intérieur, profondément sillonnée longitudinalement et aussi transversalement; détachée, elle porte des impressions transversales en relief, répondant à celles en creux du liber. Le quinquina jaune calisaya est inodore, d'une saveur très-amère, légèrement astringent; son principe actif est un alcaloïde, la *quinine.*

Incompatibles. Comme pour le quinquina gris.

Emploi. En poudre, à la dose de 1 à 3 dr. (3 à 9 gram.), en décoction (293), pour faire le sulfate de quinine (267).

Doses. Les mêmes que pour le quinquina gris.

29. SULFATE DE QUININE (267).
Sulfato di chinina.
Cabritat el-kinina.

Produit chimique résultant de la combinaison de la quinine avec l'acide sulfurique.

Réunion de petites aiguilles très-fines, blanches nacrées, flexibles. Ce sel est inodore, d'une saveur très-amère, s'effleurissant à l'air, presque insoluble dans l'eau froide, soluble dans 30 parties d'eau bouillante; l'alcool le dissout très-bien, surtout à chaud; l'eau, légèrement acidulée avec l'acide sulfurique, le dissout également.

Composition. Quinine, 76,27; acide sulfurique, 8,47; eau, 15,25.

Incompatibles. A peu près les mêmes substances que le quinquina.

Emploi. En potion (304).

30. Simarouba.
Semaruba.
Semarouba.

Écorce de la racine d'un grand arbre de la Guyane, *quassia simaruba* (rutacées).

En lanières minces, longues, très-fibreuses, légères, roulées à la manière de la cannelle, grises à l'extérieur, jaunes à l'intérieur. Cette écorce est inodore, d'une saveur très-amère, styptique.

Son principe actif est la quassine.

Incompatibles. Les carbonates alcalins, les sels métalliques, les infusions de cachou, de galles et de quinquina.

Emploi. En décoction (295), en lavements, à la dose d'une demi-once à une once (12 à 24 gram.).

31. Gentiane.
Genziana.
Guenziana.

Racine d'une plante vivace, *gentiana lutea* (gentianées), qui croît principalement en France; longue, épaisse, annelée, de la grosseur moyenne du pouce, d'un brun rougeâtre en dehors; jaune orange foncé en dedans, d'un tissu spongieux, d'une odeur légèrement aromatique, d'une saveur très-amère. Son principe actif est le *gentianin.*

Incompatibles. Les alcalis et les carbonates alcalins, les sels métalliques, etc.

Emploi. En infusion ou légère décoction (289), pour faire l'extrait (175), la teinture (212).

L'extrait de gentiane se donne à la dose d'une demi-dr. à 1 dr. (1,5 à 3 gram.). La teinture entre dans le vin amer à la dose de 2 à 4 dr. (6 à 12 gram.).

32. CENTAURÉE (petite).
Centaura minore.
Cantarioun.

Sommités fleuries d'une plante annuelle, *gentiana centaurium* (gentianées), commune en Égypte.

Tiges herbacées, légèrement quadrangulaires, d'environ un pied de haut, feuilles ovales, aiguës, sessiles, fleurs roses, en corymbes au sommet de la tige. Cette plante, peu odorante, est d'une saveur amère franche, surtout quand elle est sèche.

Emploi. En infusion pour boisson (281). Elle peut remplacer la gentiane.

33. CHICORÉE SAUVAGE.
Cicoria salvatica.
Chicouria berri.

Plante vivace, *cichorium intybus* (chicoracées) qui croît et qu'on cultive en Égypte.

Tiges droites, rameuses, feuilles radicales, allongées, obtuses, fleurs d'un bleu clair; cette plante est inodore, d'une saveur amère.

Incompatibles. Comme pour la gentiane.

Emploi. En suc, à la dose de 2 à 4 onces (48 à 96 gram.); en infusion ou légère décoction (281).

Quand la chicorée est à l'état frais, on double la dose.

34. PATIENCE.
Lapazio, Romice.
Homed el-mâ.

Racine d'une plante vivace, *rumex patientia* (polygonées), qui croît en Europe.

Cette racine est de la grosseur moyenne du doigt, brune en dehors, jaune en dedans, fibreuse, inodore, d'une saveur austère et amère.

Incompatibles. Les alcalis, les sels métalliques.

Emploi. En décoction (290).

La patience est regardée comme spécifique dans les maladies de la peau.

35. LICHEN.
Lichen d'Islanda.
Hesas Island (lichen Island).

Plante cryptogame, *cretaria Islandica* (lichenées), qui croît dans les îles du nord de l'Europe. En touffes foliacées, sèches, dures, coriaces; d'un blanc grisâtre.

Le lichen est marqué de taches blanches, comme

farineuses, et portant à leurs extrémités quelques plaques ovales, brunes; il est inodore, d'une saveur amère, analogue à celle du quinquina, contenant à peu près moitié de son poids de fécule.

Emploi. En décoction (297).

36. CITRON (écorce de).
Limon (corteccia).
Kecher el-laimoun.

Écorce du fruit du *citrus medica* (aurantiacées), grand arbrisseau qui croît en Égypte.

Cette écorce est mince, d'un jaune foncé en dehors quand elle est sèche, blanche en dedans; odeur agréable, saveur amère aromatique.

Emploi. En infusion ou légère décoction (295), dans l'eau de riz (299).

Quand l'écorce de citron est à l'état frais, on double la dose.

CLASSE V.

EXCITANTS.

EXCITANTS GÉNÉRAUX.

37. HYDROCHLORATE D'AMMONIAQUE. — Sel ammoniac.
Sale ammoniaca, idroclorato d'ammoniaca.
Melh el-nochader (idroclorato el-nochader).

Sel, produit de fabrique, résultant de la combinaison de l'acide hydrochlorique et de l'ammoniaque.

En pains concaves d'un côté, convexes de l'autre, formés d'une réunion de cristaux, comme flexibles, blancs, d'une apparence de glace. La partie convexe du pain est habituellement noire et charbonneuse. Odeur nulle, saveur piquante; soluble dans trois parties d'eau froide dont il abaisse la température; l'alcool le dissout.

Pesanteur spécifique, 1,45.

Composition. Acide, 61,4; ammoniaque, 38,6.

Incompatibles. La chaux, les alcalis, les sels de plomb et d'argent, les acides sulfurique, nitrique, etc.

Emploi. En solution pour fomentation, à la dose de 1 à 2 onces (24 à 48 gram.), pour en extraire l'ammoniaque (244), et faire le sous-carbonate d'ammoniaque (263).

38. SOUS-CARBONATE D'AMMONIAQUE (263).
Sale volatile di corno di cervo.
Melh taïar men karn el-aïel.

Produit chimique, sel provenant de la combinaison de l'ammoniaque avec l'acide carbonique. Réunion de petits cristaux, d'un blanc mat demi-transparent, disposés en feuilles de fougère, d'une texture fibreuse, d'une odeur d'ammoniaque, d'une saveur piquante et urineuse. L'action de l'air effleurit ce sel; il s'y volatilise à la température ordinaire; soluble dans deux parties d'eau froide; il verdit le sirop de violettes.

Pesanteur spécifique, 0,966.

Composition. Acide, 56,41; ammoniaque, 43,69; eau, environ 10.

Incompatibles. Les acides, la chaux, les alcalis, le sulfate de magnésie, les sels métalliques.

Emploi. Pour préparer le bi-carbonate de soude (262).

39. Acide nitrique. — Eau forte (241).
Acido nitrico.
Mâ el-kal (Hamedd el-nitrik).

Produit chimique, résultant de la combinaison de l'oxygène et de l'azote.

Liquide, transparent, incolore, d'une odeur forte et désagréable, d'une saveur très-acide et caustique; mis en contact avec l'air, il donne des vapeurs blanches.

Pesanteur spécifique, 1,513; il marque alors 45 degrés.

Composition. Azote, 100; oxygène, 250; eau, 15.

Incompatibles. Les bases salifiables, les carbonates, les matières végétales, animales et minérales.

Emploi. Pour des préparations chimiques (256, 260, 261), servant à cautériser quelques plaies.

Poison à haute dose. — *Antidotes.* Eau chargée de magnésie, mucilages, saignées.

40. Acide hydrochlorique. — Acide muriatique (240).
Acido muriatico o idroclorico.
Hamedd el-mouriatik *ou* idroclorik.

Produit chimique, provenant de la combinaison du chlore, de l'hydrogène et de l'eau, retiré du sel commun.

Liquide, blanc, incolore, transparent, d'une odeur

forte, piquante, d'une saveur acide; donnant, au contact de l'air, des vapeurs blanches.

Pesanteur spécifique, 1,21; marquant 25 degrés.

Composition. Chlore et hydrogène, parties égales en volume.

Incompatibles. Les bases salifiables, les sels d'argent, de mercure, de plomb, le savon, etc.

Emploi. En collutoires (336).

41. CHLORE.
Cloro.
Clor.

Corps simple, extrait chimiquement des chlorures.

Le chlore liquide, qui est le produit de la solution d'un volume de chlore gazeux dans un volume et demi d'eau, est jaune, transparent, d'une odeur suffocante; la chaleur, la lumière le décomposent; il détruit la plupart des couleurs végétales.

Incompatibles. Le nitrate d'argent, l'hydrogène, les hydrosulfates, la gélatine.

Emploi. Comme désinfectant dans les fumigations guytoniennes (384).

42. CHLORURE DE PROTOXYDE DE CALCIUM (245).
Muriato di calce secco, idroclorato di calce.
Clorour aouel oxid el-calciom, idroclorat el-kelce.

Produit de manufacture, résultant de la combinaison de la chaux avec le chlore.

En poudre grossière d'un blanc grisâtre, d'une odeur de chlore, d'une saveur piquante.

Il laisse dégager son chlore à l'air libre; soluble en grande partie dans l'eau.

Composition. Elle n'est jamais identique.

Incompatibles. Les mêmes substances que le chlore.

Emploi. Pour remplacer avec avantage le chlore comme désinfectant (384).

43. CHLORURE DE PROTOXYDE DE SODIUM (246).
Cloruro di protossido di sodio.
Clorour aouel oxid el-sodiom.

Produit chimique, résultant de la combinaison du chlore et du protoxyde de sodium.

Liqueur incolore, accidentellement jaune ou rosée, douce au toucher, d'une odeur de chlore, d'une saveur piquante; mise en contact avec l'air, elle dégage son chlore; elle détruit les couleurs végétales.

Incompatibles. Comme pour le chlorure de chaux.

Emploi. Les mêmes que le précédent, et souvent aussi en chirurgie pour panser les plaies de mauvaise nature.

44. HYDROCHLORATE DE SOUDE. — Sel commun.
Sale marino.
Melh el-toam (idroclorat el-souda).

Produit naturel ou extrait des eaux de la mer.

En masses amorphes de cristaux cubiques. Incolore, inodore, d'une saveur salée franche; presqu'également soluble dans l'eau froide ou dans l'eau bouillante.

Pesanteur spécifique, 2,125.

Composition. Comme chlorure, chlore, 59,5; sodium, 40,95: comme hydrochlorate, acide, 46; soude, 54.

Incompatibles. Les sels d'argent et de plomb, l'acide sulfurique, etc.

Emploi. Dans la pommade anti-psorique (237), pour en extraire le chlore (245) ou l'acide hydrochlorique (240).

45. CANNELLE.
Canellina.
Kerf.

Écorce d'un arbre de Ceylan, *laurus cinnamomum* (laurinées).

Écorces minces, longues, légères, roulées sur elles-mêmes et les unes dans les autres, fragiles, d'une couleur jaune-brun clair, d'une odeur aromatique agréable; saveur chaude et piquante.

Emploi. En poudre, à la dose de 12 grains à une demi-drachme (0,6 à 1,5 gram.), pour faire la teinture (212), dans le diascordium (199), dans les bols stomachiques (316).

La teinture de cannelle s'ajoute aux potions, à la dose de 2 à 4 drachmes (6 à 12 gr.).

46. CUBÈBE. — Poivre à queue.
Cubebe, pepe cubebe.
Kubebe-seni.

Fruit d'un arbre de l'Inde, *piper cubeba* (piperinées).

Baies d'un brun foncé, plus grosses que celles du poivre ordinaire, avec leurs pédicelles persistants;

ridées, contenant une amende jaune et dure, odeur aromatique, saveur chaude et amère.

Emploi. En poudre, à la dose d'une demi-once à 1 once (12 à 24 gram.) délayée dans l'eau, en bols (318), en décoction légère pour lavements, à la dose de 1 à 2 onces (24 à 48 gram.).

47. ABSINTHE.
Assenzio.
Absentine.

Plante vivace, *absinthium officinale* (synantherées), qui croît en Egypte.

Tige herbacée, courte, d'un duvet blanchâtre, feuilles tripinnées, d'un vert pâle des deux côtés, fleurs flosculeuses, petites, jaunâtres, en panicule pyramidale.

Emploi. En infusion (281).

Quand l'absinthe est à l'état frais on double la dose.

48. CAMOMILLE ROMAINE.
Camomilla romana.
Babounek roumani.

Fleurs d'une plante vivace, cultivée, *anthelmis nobilis* (synanthérées).

Les fleurs sont blanches, arrondies, d'une odeur aromatique agréable, d'une saveur amère et chaude; elles fournissent à la distillation une huile volatile bleue.

Incompatibles. Les sels métalliques, le quinquina, la gélatine.

Emploi. En infusion (279), en lavements avec double dose.

49. Camomille ordinaire.
Camomilla comune.
Babounek.

Fleurs d'une plante vivace, *matricaria camomilla* (synanthérées), qui croît abondamment en Égypte; les fleurs sont petites, d'un blanc jaunâtre, odeur forte, mais pas aussi suaves que celles de la précédente espèce; elle a des propriétés analogues.

Incompatibles. Les mêmes que la précédente.

Emploi. Dans les mêmes cas et aux mêmes doses.

50. Menthe poivrée (203).
Menta piperita.
Nehenah felfeli.

Plante vivace, *mentha piperita* (labiées), cultivée particulièrement en Angleterre, cultivable en Égypte.

Tige droite rameuse, feuilles ovales dentées, fleurs violacées, odeur forte et agréable, saveur piquante, chaude et amère, laissant dans la bouche un sentiment de fraîcheur.

Emploi. En infusion (281), pour en retirer l'huile et l'eau distillée aromatique.

L'eau aromatique se donne en potion, à la dose de 2 à 4 onces (48 à 96 gram.).

51. Huile volatile de menthe poivrée (180).
Olio di menta.
Zeit el-nehenah, zeit el-nehenat el-taïar el-felfel.

Produit de l'art, qui nous est fourni habituellement par l'Angleterre, mais qu'on pourrait préparer en Égypte; la plante y serait cultivable.

Cette huile est jaunâtre, plus légère que l'eau, odeur forte, saveur brûlante, miscible à l'eau, soluble dans l'alcool.

Emploi. Pour préparer l'eau aromatique de menthe (203).

52. Sauge.
Salvia.
Mariamiéh.

Feuilles et sommités d'un petit arbuste *salvia officinalis* (labiées), qui croît abondamment en Candie et en Syrie.

Tige carrée, rameuse, feuilles opposées, lancéolées, ovales entières ou crénelées, ridées, d'un gris verdâtre, d'une odeur aromatique forte, d'une saveur styptique et amère.

Incompatibles. Les sels métalliques.

Emploi. En infusion pour boissons (281).

53. Romarin.
Rosmarino.
Asalbân.

Feuilles et sommités fleuries d'un petit arbrisseau toujours vert, *rosmarinus officinalis* (labiées), qui croît abondamment en Égypte.

Tige carrée, droite et grêle; feuilles sessiles opposées, dures, étroites, vertes en dessus, blanches en dessous, roulées sur leurs bords, fleurs bleu-pâle, odeur agréable et forte, saveur aromatique, âcre, analogue à celle du camphre.

Emploi. En infusion pour boisson (281).

54. SCORDIUM.
Scordio.
Scordioum.

Feuilles et sommités d'un petit arbuste, *teucrium scordium* (labiées), qui abonde en Candie.

Tige velue, rameuse, feuilles ovales, oblongues, crénelées, odeur alliacée et balsamique, saveur amère et âcre.

Emploi. En infusion pour boisson (281), dans le diascordium (199).

55. FENOUIL.
Finocchio.
Chamar.

Semences d'une plante, *anethum fœniculum* (ombellifères), qui croît en Égypte.

Graines ovoïdes striées longitudinalement, d'un vert pâle, d'une odeur aromatique, d'une saveur chaude sucrée, un peu âcre; ses racines sont longues, blanches, de la grosseur d'un doigt; leur saveur est aromatique et douce.

Emploi. En infusion pour boisson (281).

Les graines sont beaucoup plus employées que la racine.

56. ANIS. — Anis vert (160).
Anici.
Iansoun.

Semences d'une plante annuelle, *pimpinella anisum* (ombellifères), qui est cultivée en Europe et en Égypte. Graines ovoïdes cannelées, d'un vert plus ou moins foncé à l'état récent, jaunâtres quand elles vieillissent; d'une odeur aromatique, suave et particulière, saveur chaude et un peu sucrée.

Emploi. En infusion pour boisson (281), en lavements avec dose double de celle des boissons, dans le sirop sudorifique (202).

57. HUILE VOLATILE DE CITRON (180).
Olio di limone.
Zeit el-laimoun el-taïar.

Huile extraite de l'écorce du citron, fruit du *citrus medica* (aurantiacées), grand arbuste d'Égypte.

Cette huile est jaune, d'une odeur aromatique agréable, sa saveur est chaude et piquante.

Elle est un peu soluble dans l'eau, et très-soluble dans l'alcool.

Pesanteur spécifique, 0,85.

Emploi. Pour faire l'eau aromatique de citron (203), l'esprit de citron (216).

58. TÉRÉBENTHINE.
Trementina.
Termentina.

Suc résineux qui découle par incision de plusieurs arbres de la famille des conifères.

Épais, visqueux, transparent, d'un jaune plus ou moins pur, odeur assez agréable de fenouil, saveur aromatique amère; soluble dans l'alcool, les huiles et les graisses. La térébenthine dite de Chio et celle de Venise sont les préférables, mais on peut les remplacer par celles de Bordeaux et de Strasbourg.

Emploi. Dans quelques emplâtres (235, 236) et le sparadrap (237); en pilules, à la dose d'une demie à 3 dr. (1,5 à 9 gram.), après qu'elle a été privée de son huile (179).

59. Huile de térébenthine.
Olio di trementina.
Zeit el-termentina.

Huile volatile extraite par distillation de la térébenthine; fournie par le commerce.

Extrêmement fluide, transparente, incolore, odeur vive et pénétrante, saveur âcre et brûlante; soluble dans l'alcool.

Pesanteur spécifique, 0,86.

Emploi. En friction, en gargarisme (334), et pour nettoyer certaines plaies.

60. Poix résine.
Ragia di pino.
Lebane scami ?

Produit résineux de manufacture; mélange de brai sec et de galipot, provenant du *pinus sylvestris* (conifères).

En pains orbiculaires, opaques, fragiles, jaunâtres,

à cassure vitreuse, se ramollissant sous les doigts; odeur faible, saveur amère aromatique; soluble dans l'alcool, les huiles et les graisses.

La résine retient longtemps une petite quantité de l'eau qui a servi à sa fabrication.

Emploi. Dans quelques onguents et emplâtres (223, 229, 235, 236).

61. Poix noire.
Pece nera.
Zeit esoued.

Produit de l'art, provenant, comme le précédent, du *pinus sylvestris* (conifères).

En pains d'un beau noir luisant, lisse, très-cassant, se ramollissant à une très-douce chaleur; odeur forte, saveur amère; soluble dans l'alcool, les huiles et les graisses.

Emploi. Dans quelques onguents (229).

62. Goudron.
Catrame.
Katrân.

Produit de l'art, provenant, de même que les deux précédents, du *pinus sylvestris* (conifères). Demi-liquide, tenace, transparent quand il est en petite quantité, opaque dans le cas contraire; d'un noir rougeâtre, d'une odeur forte et désagréable; saveur amère très-aromatique; un peu soluble dans l'eau, soluble dans l'alcool, les huiles et autres corps gras. Son principe actif est un corps nouveau, *la créosote.*

Emploi. Pour faire l'eau de goudron (207).

63. MYRRHE.
Mirra.
Morr, kegasi.

Suc gommo-résineux, concret, découlant de l'*amyris kataf* (térébinthacées), arbrisseau d'Arabie.

En larmes ou grains irréguliers, fragiles, demi-transparents, d'un jaune rougeâtre; cassure brillante, odeur aromatique assez forte, saveur amère; très-difficile à pulvériser.

Emploi. Dans le diascordium (199).

64. BAUME DE COPAHU.
Balsamo copiahu.
Balsam el-cobaï.

Résine liquide, provenant du *copaifera officinalis* (légumineuses), grand arbre de l'Amérique méridionale.

Ce baume est d'une consistance huileuse, presque incolore à l'état récent, s'épaississant et se colorant en vieillissant; odeur forte et désagréable, saveur âcre et amère; soluble en entier dans l'alcool.

Emploi. En bols (318), en teinture, en potion (312), en lavements, à la dose de 1 à 2 onces (24 à 48 gram.).

EXCITANTS SPÉCIAUX.

DIURÉTIQUES.

Les diurétiques sont des médicaments qui agissent spécialement sur les sécrétions rénales.

65. SOUS-CARBONATE DE POTASSE.
Alcali vegetale, sotto carbonato di potassa.
Alaui nabati (taht carbonat el-potassa).

Produit de l'art, extrait des cendres des végétaux, de la potasse du commerce, du nitre, du tartre, etc.

Solide, blanc, déliquescent, inodore, d'une saveur âcre et caustique; verdissant fortement le sirop de violettes; très-soluble dans l'eau.

Composition. Acide carbonique, 31,82; potasse, 68,18.

Incompatibles. Tous les acides, la chaux, les sels métalliques, l'alun, le sulfate de magnésie.

Emploi. Pour diverses préparations de laboratoire (247), en collutoire (335).

66. SOUS-CARBONATE DE POTASSE IMPUR.—Potasse du commerce.
Sotto carbonato di potassa *del commercio, impuro.*
Taht carbonat el-potassa *el-malgar ghernek.*

Produit de l'art, extrait des cendres des végétaux.

En masses solides ou en poudre grossière, âcre, caustique, d'une teinte qui va du blanc verdâtre au rose, contenant des sels étrangers, qui sont principalement les sulfates de potasse et le chlorure de potassium; très-soluble dans l'eau, et en partie dans l'alcool. On doit choisir celle qui, à poids égal, sature la plus grande quantité d'acide, à un degré donné. Celle d'Amérique est la plus riche, celle des Vosges la plus pauvre.

Emploi. Pour en extraire le sous-carbonate; pour

en faire la pierre à cautère (247), le kermès (251), le sulfate de potasse (248).

67. Nitrate de potasse. — Nitre.
Sale di nitro, nitrato di potassa.
Melh el-baroud (nitrat el-potassa).

Produit salin, naturel ou de l'art; combinaison de l'acide nitrique avec la potasse.

Blanc, en petits cristaux prismatiques; inodore, d'une saveur fraîche et piquante, inaltérable à l'air, soluble dans 4 parties d'eau froide ou le quart de son poids d'eau bouillante, se fondant à une chaleur modérée, et se prenant en une masse blanche nommée cristal minéral.

Il fuse sur les charbons ardents.

Pesanteur spécifique, 1,933.

Composition. Acide, 51,36; potasse, 48,64.

Incompatibles. L'alun, l'acide sulfurique, les sulfates de magnésie, de fer, de zinc et de cuivre.

Emploi. Dans les pilules (223), les potions (301), en boissons et émulsions (277), pour en retirer l'acide nitrique (241), ou la potasse.

68. Sous-carbonate de soude.
Alcali minerale, sotto carbonato di soda.
Taht carbonat el-souda.

Produit de l'art, extrait de la soude du commerce ou du natron [1].

[1] Le natron d'Égypte est un sous-carbonate de soude mêlé à beaucoup de sel commun.

En cristaux rhomboïdaux, transparents, facilement efflorescents à l'air, soluble dans deux parties d'eau froide, verdissant le sirop de violettes; saveur piquante alcaline, odeur nulle.

Composition. Acide, 16,04; soude, 20,85; eau, 63,61.

Incompatibles. Comme pour le sous-carbonate de potasse.

Emploi. Pour la préparation du bi-carbonate de soude (262), le chlorure de soude (246), en potion (314).

69. Bi-carbonate de soude (262).
Carbonato sopra saturato di soda.
Bicarbonat el-souda.

Produit de l'art ou naturel.

En cristaux confus, blancs, sans odeur, d'une saveur légèrement alcaline, inaltérable à l'air, très-soluble dans l'eau.

Composition. Acide, 45,63; soude, 31,36; eau, 23.

Incompatibles. Comme pour le carbonate de soude.

Emploi. Pour les pastilles de Darcet (198), la poudre aérophore (194).

70. Savon médicinal (266).
Sapone medicinale.
Saboun tebbi.

Produit de laboratoire, combinaison d'huile et de soude.

Solide, d'un blanc jaunâtre, opaque, d'une odeur

et d'une saveur alcalines; il perd facilement une partie de son eau.

Composition. A l'état récent, il contient : huile, 60,94; soude, 8,58; eau, 30,50.

Incompatibles. Les acides, la chaux, les sels métalliques.

Emploi. En pilules (323).

71. Scille.
Squella.
Bassal el-ansol.

Oignons de la *scilla maritima* (liliacées), plante très-abondante en Syrie.

Bulbe pyriforme très-volumineux, rougeâtre. Ce sont les écailles ou squammes charnues, desséchées, que l'on emploie; elles sont ridées, attirant l'humidité de l'air; elles ont une odeur piquante et une saveur amère, âcre et nauséabonde. Le principe actif est la *scillitine.*

Emploi. En pilules (325), pour la teinture (212).

MÉDICAMENTS AGISSANT SPÉCIALEMENT SUR LA PEAU.

SUDORIFIQUES.

On donne ce nom à ceux qui déterminent l'augmentation de la transpiration cutanée.

72. SOUFRE.
Zolfo.
Cabrit.

Produit naturel.

Le commerce nous fournit le soufre en canons : ce sont des cylindres plus ou moins gros et longs, d'un jaune citron ; fragile, d'une cassure luisante et cristallisée, faisant entendre, quand on le presse dans la main, un bruit dit *cri du soufre ;* inodore, à moins qu'on ne l'échauffe ; électrique, volatil, insoluble dans l'eau, soluble dans les huiles.

Pesanteur spécifique, 1,99.

Emploi. Dans la pommade anti-psorique (227), et la pommade contre la teigne (228).

73. SOUFRE SUBLIMÉ. — Fleur de soufre.
Fiore di zolfo.
Zahar el-cabrit.

Produit de fabrique.

En poudre formée d'une réunion de petits cristaux aiguillés, ayant les mêmes propriétés que le soufre. La fleur de soufre contenant toujours une petite portion d'acide sulfurique, on est obligé de la laver pour l'employer à l'usage interne.

Emploi. En pommade (227, 228), en pilules, à la dose de 20 à 40 grains (1 à 2 gram.), et dans le sulfure de potasse (248).

74. Sulfure de potasse. — Foie de soufre (248).
Fegato di potassa, sulfuro di potassa.
Kebde el-potassa (cabritour el-potassa).

Produit chimique résultant de la combinaison du soufre et de la potasse.

Solide, dur, fragile, cassure vineuse, d'un brun rougeâtre, analogue à celui du foie; inodore à l'état sec; sentant les œufs pourris, quand il est humide; saveur âcre, caustique et très-amère; attirant l'humidité de l'air, et prenant une couleur verdâtre; très-soluble dans l'eau; il verdit le sirop de violettes.

Incompatibles. Les acides.

Emploi. Pour préparer les lotions (361) et les bains sulfureux (375).

75. Gayac.
Guajaco.
Khachab el-anbié.

Bois d'un grand arbre, *guayacum officinale* (rutacées) de l'Amérique méridionale.

Le commerce nous fournit ce bois en grosses billes, recouvertes d'une écorce très-dure et résineuse; le bois est dur, pesant, résineux, d'un brun verdâtre; sa râpure est d'un jaune pâle qui verdit à la lumière; odeur faible, saveur âcre.

Emploi. En décoction pour boisson (292).

76. Salsepareille.
Salsapariglia.
Echbé.

Racine d'un arbuste sarmenteux, *smilax salsapa-*

rilla (asparaginées), qui nous vient de l'Amérique méridionale. Celle qui est nommée Portugal, et qui est la meilleure, est de forme cylindrique, grosse comme une petite plume à écrire, flexible, cannelée sur la longueur; écorce mince et brune; blanche à l'intérieur, inodore, amère.

Son principe actif est la *parigline* ou *salseparine.*

Emploi. En décoction pour boisson (291) et pour faire le sirop sudorifique (202).

77. Sureau.
Sambuco.
Belassan.

Fleurs du *sambucus nigra* (caprifoliacées), arbre qui croît en Europe et en Asie, cultivable en Égypte.

Fleurs disposées en cime terminale, d'un blanc jaunâtre à l'état frais, et jaunes quand elles sont sèches; d'une odeur forte qui acquiert une certaine suavité par la dessiccation.

Emploi. En infusion pour boisson (280).

MÉDICAMENTS QUI AGISSENT SUR LES ORGANES DE LA GÉNÉRATION.

78. Safran.
Zafferano.
Zahfaran.

Stigmates de la fleur du *crocus sativus* (iridées), plante d'Orient, et qui croît dans le midi de l'Europe.

Filaments longs, larges, souples, élastiques; d'un

rouge orange foncé, d'une odeur vive, pénétrante, agréable; d'une saveur piquante, un peu amère; donnant ses principes actifs à l'eau comme à l'alcool.

Emploi. En poudre, de 6 à 12 grains (0,3 à 0,6 gram.), en bols (316), en collyres.

MÉDICAMENTS EXCITANTS QUI AGISSENT SUR LES GLANDES.

79. IODE.
Iodo.
Iod.

Corps simple, produit chimique retiré des soudes de varec.

En écailles ou paillettes d'un aspect métallique, d'une odeur analogue à celle du chlore; saveur âcre; très-peu soluble dans l'eau, soluble dans l'alcool; colorant la peau en jaune, donnant une belle couleur bleue avec l'amidon; volatil, même au simple contact de l'air.

Pesanteur spécifique, 4,946.

Emploi. En teinture (209), en pommade (221, 222), en liniments et frictions, à la dose de 1 à 5 dr. (3 à 15 gram.).

La teinture s'ajoute aux potions, à la dose de 4 à 10 gouttes (0,2 à 0,5 gram.).

80. HYDRIODATE DE POTASSE (249).
Idriodato di potassa.
Idriodat el-potassa.

Produit chimique, retiré des soudes de varec. Sel

en cristaux quadrangulaires et en cubes, opaque, d'un blanc laiteux, saveur âcre et amère, volatil sans décomposition; soluble dans l'eau et dans l'alcool.

Composition. Acide hydriodique, 100; potasse, 37, 40.

Emploi. En pommades (222).

81. ÉPONGES.
Spugne.
Esfeng.

Zoophytes. Produit naturel, *spongia officinalis*. Masses d'un brun jaunâtre, d'un tissu fibreux; flexibles, élastiques,. percées d'un nombre infini de pores. Les éponges à texture serrée, dites fines, sont préférables.

Emploi. Pour préparer les éponges à l'eau et à la cire, en usage pour tenir une plaie ouverte (239).

82. MERCURE.
Argento vivo.
Zeibak.

Substance métallique, qui nous vient d'Espagne, d'Italie, du Pérou, etc.

Fluide à la température ordinaire, brillant, d'un blanc argentin un peu bleuâtre, inodore, insipide; se volatilisant à un feu modéré.

Pesanteur spécifique, 13,56.

Emploi. Pour préparer le proto (257) et deuto (258) chlorure de mercure, le deutoxide (256), le proto et le deuto-nitrate (260), les pilules mercurielles (197), le mercure de Plenck (196), l'onguent mercuriel (223).

83. PROTOCHLORURE DE MERCURE.—Mercure doux (257).
Mercurio dolce, protocloruro di mercurio.
Zeibak heloue (aouel clorour el-zeibak).

Produit chimique, combinaison du chlore et du mercure.

Solide, blanc, demi-transparent, en cristaux aiguillés dans la partie concave de ses masses; jaunissant à l'air et par le frottement; insoluble dans l'eau et dans l'alcool.

Pesanteur spécifique, 7,17.

Composition. Mercure, 100; chlore, 7,536.

Incompatibles. Les alcalis, la chaux, les sulfures alcalins, le fer, le cuivre, le plomb.

Emploi. En poudre, à la dose de 2 à 8 grains (0,1 à 0,4 gram.), dans le collyre sec (195), dans les bols (317), dans les pilules (320).

84. DEUTO-CHLORURE DE MERCURE. —Sublimé corrosif (258).
Sublimato corrosivo, deuto cloruro di mercurio.
Selemân okal (tsani clorour el-zeibak).

Produit chimique, provenant de la combinaison du chlore et du mercure.

En pains ronds, figurant, lorsqu'ils sont entiers, la partie supérieure du vase où on les a faits. La partie concave est garnie de cristaux, celle convexe est lisse et brillante; d'un blanc plus ou moins transparent, inodore, d'une saveur métallique insupportable; inaltérable à l'air; soluble dans 20 parties d'eau froide, ou trois d'eau bouillante. L'alcool et l'éther le dissolvent.

Pesanteur spécifique, 5,398.

Composition. Mercure, 100; chlore, 36.

Incompatibles. Les alcalis et leurs carbonates, les sulfures et hydrosulfates alcalins, le savon, le fer, le mercure, les substances végétales astringentes, et les substances animales.

Emploi. Pour préparer le mercure doux (257), la liqueur de Vanswieten (206), l'eau phagédénique (259), la pommade de Cyrillo (220).

Poison. — *Antidotes.* Eau chargée de blancs d'œufs, mucilagineux, saignées.

85. SULFURE ROUGE DE MERCURE. — Cinabre.
Cinabro arteficiale, sulfuro di mercurio.
Zangofre masnu (cabritour el-zeibak).

Produit naturel et le plus souvent de l'art, résultant de la combinaison du soufre et du mercure. En masses formées d'une foule d'aiguilles parallèles, d'une couleur violacée; il devient rouge par le frottement ou la pulvérisation, alors il prend le nom de vermillon; inaltérable à l'air; insoluble dans l'eau et dans l'alcool; volatil à une chaleur modérée.

Pesanteur spécifique, 10,21.

Composition. Mercure, 100; soufre, 15,88.

Emploi. En fumigation (385).

86. DEUTO-NITRATE DE MERCURE (260).
Deuto nitrato di mercurio.
Tsani nitrat el-zeibak.

Produit chimique, résultant de l'action de l'acide nitrique sur le mercure.

En cristaux prismatiques; blanc, très-lourd, inodore, d'une saveur âcre et styptique; soluble dans l'eau, et formant l'eau mercurielle.

Composition. Acide, 100; protoxyde de mercure, 388,73.

Emploi. A l'extérieur, pour toucher certains ulcères, pour préparer l'eau mercurielle.

EXCITANTS DU SYSTÈME NERVEUX.

87. NOIX VOMIQUE.
Noce vomica.
Gouz mokai.

Graine d'un arbre qui croît dans l'Inde et particulièrement à Ceylan, *strychnos nux vomica* (apocynées).

Ces graines sont rondes, aplaties, ombiliquées sur une face, larges de 8 à 12 lignes, dures, coriaces, comme cornées, ordinairement blanches et demi-transparentes, à l'intérieur parfois noires et opaques, recouvertes d'un poil court et serré, d'un aspect velouté; couleur brunâtre, saveur amère désagréable; très-difficiles à réduire en poudre. Principes actifs, la *strychnine* et la *brucine.*

Emploi. En teinture (214) et en extrait (176). La teinture se donne de 5 à 10 gouttes, et l'extrait de demi-grain à un grain (0,02 à 0,05 gram.), dans certaines paralysies et amoroses.

Poison. — *Antidotes.* Émétique, affusion de l'air dans les poumons, potions éthérées.

88. VIN.
Vino.
Nebit.

Produit fermenté, extrait du fruit de la vigne, *vitis vinifera* (vinifères).

Tout le monde connaît le vin; c'est un liquide dont la couleur va du blanc au rouge foncé, et dont la saveur varie à l'infini; il contient depuis 10 jusqu'à 25 p. 100 d'alcool.

Emploi. En injection (344); en potion, à la dose de 2 à 4 onces (48 à 96 gr.), et pour les pansements.

89. ALCOOL.
Spirito di vino.
Roh el-nebit (alcool).

Liquide provenant de la distillation du vin ou autres liqueurs fermentées.

L'alcool pur est transparent, incolore, volatil, d'une odeur agréable, pénétrante, d'une saveur brûlante; miscible à l'eau en toute proportion.

Pesanteur spécifique, 0,792.

Emploi. Dans un grand nombre de préparations.

ANTI-SPASMODIQUES.

Médicaments qui tendent à faire cesser le trouble des fonctions nerveuses, et à calmer les contractions musculaires irrégulières.

90. Éther sulfurique (271).
Etere sulfurico.
Etere cabritik.

Produit chimique, résultant de la réaction de l'acide sulfurique sur l'alcool.

Liquide, incolore, limpide, très-volatil, d'une odeur forte et pénétrante, agréable, d'une saveur chaude et piquante; soluble et miscible à 10 parties d'eau et en toute proportion avec l'alcool et l'ammoniaque; très-inflammable.

Pesanteur spécifique, 0,711.

Emploi. En potion (303), pour la liqueur d'Hoffmann (272) et dans les liniments, et à la dose de 20 grains à 1 dr. (1 à 3 gram.).

91. Liqueur anodine d'Hoffmann (272).
Liquore anodino d'Hoffmani.
Saïul Hoffman mosaken.

L'éther se conserve difficilement dans les pays très-chauds; on le mêle avec son poids d'alcool à 36 degrés, et on a la liqueur d'Hoffmann, qui a la même vertu et que l'on emploie dans les mêmes cas, mais à plus fortes doses.

92. Camphre.
Canfora.
Cafour.

Principe immédiat, extrait du *laurus camphora* (laurinées), arbre qui croît dans l'Inde. Cette substance, quand elle est raffinée, est en pains convexes d'un côté et concaves de l'autre, blancs, lisses, fragiles, cristallins, d'une odeur forte particulière, d'une saveur amère, piquante et chaude. Le camphre est volatil à l'air libre, combustible, un peu soluble dans l'eau, très-soluble dans l'alcool, l'éther, les huiles et les graisses.

Pesanteur spécifique, 0,988.

Emploi. En poudre, à la dose de 4 à 12 grains (0,2 à 0,6 gram.); en bols (317), en solution alcoolique (215), en solution huileuse pour liniments (369).

Poison à hautes doses. — *Antidotes.* Vomitifs, potions mucilagineuses, éthérées.

93. ASSA FOETIDA.
Assafetida.
Hantit.

Suc gommo-résineux, épaissi, produit par le *ferula assa fœtida* (laurinées), arbre qui croît en Perse.

Quelquefois en larmes détachées, le plus souvent en masses d'un brun rouge, parsemées de larmes blanches et de points violets; quand on le casse, la surface nouvelle rougit bientôt au contact de l'air; odeur fétide, alliacée; saveur âcre, amère, détestable; plus soluble dans l'alcool que dans l'eau: la résine y est pour 65, la gomme pour 20.

Pesanteur spécifique, 1,52.

Emploi. En pilules (321), dans l'emplâtre diachylon gommé (235), et en lavements, à la dose de 1 à 3 dr. (3 à 9 gram.).

94. Gomme ammoniaque.
Gomma ammoniaca.
Samgh nochader.

Espèce de *ferula* (laurinées), qui croît aux Indes. En larmes assez blanches ou jaunâtres détachées, mais ordinairement en masses de larmes agglomérées, impures; odeur faible, saveur amère, nauséabonde; peu soluble dans l'eau, très-soluble dans l'alcool.

Composition. Résine, 70; gomme, 18; etc.

Emploi. Dans l'emplâtre diachylon gommé (235).

95. Valériane.
Valeriana.
Hachichet el-ker.

Racine d'une plante vivace, *valeriana officinalis* (valérianées), qui croît en France.

Cette racine est formée de fibrilles allongées, jaunâtres en dehors, blanches en dedans; d'une odeur fétide, pénétrante quand elle est sèche; saveur âcre et amère.

Emploi. En décoction (295), en extrait (175). L'extrait se donne à la dose de 20 grains à 1 dr. (1 à 3 gram.).

96. Fleurs d'oranger.
Fiori d'arancio.
Zahar el-nareng.

Fleurs du *citrus aurantium* (aurantiacées), grand arbrisseau d'Égypte.

Ces fleurs sont très-blanches, d'une odeur très-suave, et d'une saveur amère et aromatique, contenant une huile essentielle nommée *néroli;* leurs principes actifs sont solubles dans l'eau et dans l'alcool.

Emploi. Pour faire l'eau de fleurs d'oranger (203).

L'eau de fleurs d'oranger se donne, dans les potions, à la dose de demi-once à 1 once (12 à 24 gr.).

97. FEUILLES D'ORANGER.
Foglie d' arancio.
Ouarak el-nareng.

Feuilles du *citrus aurantium* (aurantiacées), grand arbrisseau d'Égypte.

Ovales, longues, aiguës, lisses, luisantes, légèrement dentées sur les bords, d'un vert foncé, et portées sur un pédoncule ailé; d'une odeur agréable, d'une saveur amère aromatique.

Emploi. En infusion (282).

CLASSE VI.

NARCOTIQUES.

Les narcotiques stupéfiants ou sédatifs sont des médicaments qui exercent leur action particulièrement sur le cerveau, et suspendent momentanément les fonctions des organes principaux.

A petites doses, ils calment et provoquent le sommeil.

98. Opium.
Oppio.
Afioun.

Suc épaissi, produit de l'art, extrait du pavot d'Orient, *papaver somniferam* (papavéracées).

En tablettes ou masses de 2 à 12 onces, plus ou moins plates, présentant, à leur surface, des fragments de feuilles de pavot, ou seulement leur empreinte; d'une consistance solide, molle; quelquefois cassantes; se ramollissant entre les doigts; d'une couleur brunâtre, souvent désagréable; saveur âcre, amère et nauséabonde. L'opium est d'autant plus soluble dans l'eau qu'il est de bonne qualité; soluble dans l'alcool. Son principe actif est la *morphine.*

Incompatibles. L'ammoniaque, les alcalis et les carbonates, les sels métalliques, la plupart des infusions astringentes.

Emploi. Pour en faire l'extrait (177), la teinture (213), dans le diascordium (199), en pilules (322), en potion (301), en lavement (350), en liniment (371), dans les collyres (356). L'opium brut se donne en lotions, à la dose de 2 à 5 dr. (6 à 15 gram.), dans 2 livres (576 gr.) d'eau.

Poison. — *Antidotes.* Vomitifs, purgatifs, saignées, boissons acidulées.

99. Têtes de pavots.
Capi di papaveri.
Rous el-khochkhach.

Capsules desséchées du *papaver somniferum* (papavéracées), plante annuelle d'Égypte. Ovoïdes de la grosseur moyenne d'un œuf; d'un blanc jaunâtre, inodores, d'une saveur un peu amère; elles contiennent une grande quantité de graines blanchâtres. Les capsules jouissent à un faible degré des mêmes propriétés que l'opium, et sont très-mucilagineuses.

Emploi. En décoction pour fomentations (363), et dans les collyres (356).

100. BELLADONE.
Belladonna.
Sett el-hosne.

Plante vivace, *atropa belladonna* (solanées), qui croît en Europe et en Syrie.

Sa racine est épaisse, longue, rameuse, d'un beau rouge en dehors, blanchâtre en dedans; d'une odeur désagréable et narcotique, et d'une saveur nauséabonde styptique. Ses feuilles ovales aiguës, d'un vert foncé; ses fleurs sont d'un rouge terne. Son principe actif est l'*atropine.*

Emploi. Toute la plante en infusion (281), en extrait (170), dans les collyres (356).

L'extrait se donne à la dose de 1 grain à 5 grains (0,05 à 0,25 gram.).

Vénéneux. — *Antidotes.* Les mêmes que pour l'opium.

101. TABAC.
Tabacco.
Dokhan.

Plante annuelle, *nicotiana tabaccum* (solanées), originaire d'Amérique, cultivée dans presque tout l'univers.

Ses feuilles sont grandes, sessiles, légèrement décurrentes à leur base, ovales, lancéolées, aiguës, presque glabres; vertes à l'état frais, elles deviennent brunes en se desséchant; odeur forte et stupéfiante, saveur amère. Le principe actif est la *nicotine*.

Emploi. En infusion (281), en lavements (354).

102. Jusquiame.
Giusquiamo.
Beng.

Plante annuelle, *hyoscyamus niger* (solanées). Tige velue, épaisse, rameuse; feuilles amples, alternes, amplexicaules, cotonneuses, ovales, profondément découpées sur les bords; odeur désagréable et vireuse, saveur fade, dégoûtante et amère après la dessiccation.

Emploi. En infusion (281), pour en faire l'extrait (174). L'extrait se donne à l'intérieur, à la dose de 1 à 2 grains (0,05 à 0,10 gram.).

103. Digitale pourprée.
Digitale purporea.
Digitol.

Plante bis-annuelle, *digitalis purpurea* (scrophulariées), commune en France.

Feuilles rugueuses, assez grandes, oblongues, aiguës, dentées; d'un brun vert en dessus, blanchâtres en dessous; odeur presque nulle, saveur amère et âcre.

Emploi. En poudre, à la dose de 6 à 12 grains (0,3 à 0,6 gr.), en infusion (281), en teinture (211). La teinture se donne à la dose de 12 à 36 gouttes (0,6 à 2 gram.).

104. Ciguë.
Cicuta.
Choukaran.

Plante bis-annuelle, *conium maculatum* (ombellifères), qui croît abondamment dans le midi de l'Europe.

Tige herbacée, marquée de points violets; feuilles grandes, molles, trois fois ailées, à folioles tripinnées, un peu luisantes; fleurs blanches.

Le principe actif est la *cicutine.*

Emploi. En infusion (281), pour l'usage externe, en extrait, à la dose de 1 à 6 grains (0,05 à 0,30 gr.) (174), et dans l'emplâtre de ciguë (232).

Vénéneux. — *Antidotes.* Voyez Belladone.

105. Laurier cerise.
Lauro ceraso.
Ghâr.

Grand arbrisseau, originaire de la mer Noire, *cerasus*, *laurus cerasus* (rosacées).

Feuilles persistantes, toujours vertes, allongées, entières et luisantes; fleurs blanches en épis; fruit analogue à la cerise; odeur stupéfiante, saveur assez semblable à celle des amandes amères.

Emploi. Pour extraire l'huile (182) et l'eau de laurier cerise (205).

L'eau de laurier cerise s'administre à la dose de 10 à 12 gouttes (0,5 à 0,6 gram.).

Poison violent. — *Antidotes*. Vomitifs, purgatifs, saignées, boissons acidulées.

CLASSE VII.

ÉMÉTIQUES.

Médicaments qui, introduits dans l'estomac, déterminent le vomissement.

106. Tartrate de potasse et d'antimoine. — Tartre stibié (254).
Tartaro emetico.
Tartir mokai.

Produit chimique, sel provenant de la combinaison du tartrate acide de potasse et de l'oxyde d'antimoine.

Cristallisé en octaèdres, incolore, légèrement efflorescent, inodore, d'une saveur styptique et nauséeuse; soluble dans 15 parties d'eau froide ou 2 d'eau bouillante; rougissant le papier de tournesol.

Composition. Tartrate d'antimoine, 54; tartrate de potasse, 34; eau, 12.

Incompatibles. Les acides concentrés, les alcalis et leurs carbonates, les hydrosulfates, le savon, les végétaux astringents.

Emploi. En solution (306), en pommade.

Poison à hautes doses. — *Antidotes*. Décoctions astringentes, saignées, boissons opiacées.

107. Oxysulfure d'antimoine hydraté. — Kermès minéral (351).
Kermes minerale.
Kermez madeni.

Produit chimique.

Poudre d'un brun rouge, veloutée, légère, inodore; saveur faiblement métallique; altérable à la lumière qui la décolore. Cette préparation, quoique fort ancienne, n'est point encore exactement connue, puisque la plupart des chimistes ne sont pas d'accord sur son analyse.

Emploi. En substance ou mêlée à des potions (301).

108. Sulfure d'antimoine. — Antimoine cru.
Antimonio crudo.
Antimoun zeffer.

Produit minéral naturel.

En masses considérables, formées de longues aiguilles brillantes, d'un gris bleuâtre, se réduisant facilement en une poudre noirâtre.

Pesanteur spécifique, 4,5.

Composition. Antimoine, 100; soufre, 37.

Emploi. Pour le kermès (254).

109. Verre d'antimoine.
Vetro d' antimonio.
Zogag el-antimoun.

Produit de fabrique, livré par le commerce.

Cette préparation est sous forme de plaques vitreuses, transparentes, de couleur d'hyacinthe, sans odeur ni saveur, se réduisant en poudre jaunâtre.

Composition. Ses proportions sont très-variables.

Emploi. Pour la préparation de l'émétique (254).

Vénéneux. — *Antidotes.* Comme pour l'émétique.

110. ANTIMOINE.
Antimonio.
Antimoun.

Métal fourni par le commerce.

Blanc bleuâtre, très-éclatant, lamelleux, tellement cassant qu'on le réduit facilement en poudre.

Emploi. Pour la préparation du kermès (251) et du beurre d'antimoine (250).

111. IPECACUANA.
Ipecaquana.
Erk el-zohat.

Racine d'un petit arbuste sarmenteux du Brésil, *cephœlis ipecacuana* (rubiacées).

Cette racine, de la grosseur d'une petite plume à écrire, est annuelle irrégulièrement, d'un gris noir à l'extérieur; la partie ligneuse, qui est moins volumineuse que celle corticale, est blanchâtre; cassure résineuse, odeur faible, saveur amère un peu âcre. Le principe actif est l'*émétine.*

Emploi. En potion (307), et dans la poudre de Dower (193).

CLASSE VIII.

PURGATIFS.

Médicaments propres à provoquer des évacuations alvines, par une irritation passagère à la surface des intestins.

112. Sulfate de magnésie.
Sale amaro, sulfato di magnesia.
Melh Inglisi (cabritat el-magnesia).

Sel, produit naturel et qu'on trouve en Égypte.

En petits cristaux prismatiques, blancs et inodores; saveur très-amère; soluble dans son poids d'eau bouillante; s'effleurissant à l'air; éprouvant la fusion aqueuse.

Pesanteur spécifique, 1,66.

Composition. Acide sulfurique, 32,4; magnésie, 16,7; eau, 50,9.

Incompatibles. Les alcalis et leurs carbonates, la baryte, l'ammoniaque, la chaux, les sels métalliques.

Emploi. En solution, à la dose d'une once (24 gram.) dans 2 livres (576 gr.) d'eau; dans l'infusion de séné (284), dans les potions purgatives (310 à 311), en lavements (348, 349), et pour préparer le sous-carbonate de magnésie (264).

113. Sulfate de potasse.
Tartaro vitriolato, sulfato di potassa.
Tartir zogagui (cabritat el-potassa).

Produit naturel, mais plus souvent de fabrique,

fourni par le commerce; combinaison d'acide sulfurique et de potasse.

En cristaux prismatiques à 4 ou 8 pans, courts, blancs; inaltérables à l'air, décrépitant sur les charbons ardents, fusibles sans se décomposer. Ce sel est inodore, d'une saveur légèrement amère; soluble dans 16 parties d'eau froide ou 5 d'eau bouillante.

Pesanteur spécifique, 2,40.

Composition. Acide sulfurique, 45; potasse, 55.

Incompatibles. La baryte et quelques sels métalliques.

Emploi. Dans la poudre de Dower (193).

114. Jalap.
Sciarappa.
Galabbo.

Racine du *convolvulus jalapa* (convolvulacées).

Plante qui croît au Mexique.

En morceaux irréguliers, ridés, rougeâtres à l'extérieur, moins foncés à l'intérieur; texture compacte et par couches; odeur et saveur nauséabonde.

Emploi. En poudre, à la dose de 12 à 36 grains (0,6 à 1,8 gr.), en bols (316), dans la potion purgative majeure (311).

115. Scammonée d'Alep.
Scamonea d' Aleppo.
Mahmoude halabi.

Gomme résine, extraite du *convolvulus scammonia* (convolvulacées), plante vivace d'Asie.

Cette substance est en morceaux irréguliers, assez

légère, caverneuse à l'intérieur, friable, d'une cassure terne, d'un gris noirâtre; d'une odeur forte, poisseuse, quand on la frotte avec le doigt mouillé; recouverte d'une poussière grise, résultant du frottement des morceaux entre eux.

Pesanteur spécifique, 1,235.

Composition. Résine, qui est son principe purgatif, 60 p. 100.

Emploi. En poudre, à la dose de 6 à 20 grains (0,3 à 1 gram.), dans les bols purgatifs (315) et les pilules mercurielles (197).

116. Aloès.
Aloe.
Sabr.

Suc épaissi d'une plante vivace de l'Afrique, *aloes perfoliata* (liliacées).

En morceaux volumineux d'un brun foncé, brillant, très-fragile, à cassure vitreuse, paraissant rouge et transparent quand il est divisé en lames assez minces; sa poudre est d'un beau jaune doré, son odeur aromatique, sa saveur extrêmement amère; en partie soluble dans l'eau froide, entièrement dans l'eau bouillante et dans l'alcool.

Emploi. En pilules (319), dans les pilules mercurielles (197).

117. Rhubarbe.
Rabarbaro.
Râouend.

Racine d'une plante vivace, *rheum palmatum*, qui nous vient de la Chine et de la Tartarie. Celle dite de Moscovie, qui est regardée comme la meilleure, est en morceaux irréguliers, un peu plats, percés d'un trou; sa couleur est d'un jaune sale à l'extérieur, marbré et veiné de rouge et de blanc à l'intérieur; cassure compacte, odeur particulière, saveur amère, astringente, croquant sous les dents, colorant la salive en jaune.

Incompatibles. Les sels métalliques.

Emploi. En poudre, à la dose de 10 à 36 grains (0,5 à 2 gram.); en infusion, à la dose de 20 grains à 1 dr. (1 à 3 gram.), dans les pilules purgatives (319) et mercurielles (197).

118. Séné.
Sena.
Sena mekki.

Réunion de feuilles de plusieurs arbrisseaux du genre *cassia* (légumineuses), qui croissent au Sennâr, en Nubie.

Folioles pubescentes en dessus, lancéolées, d'un vert tendre, odeur nauséabonde persistante, désagréable, saveur un peu amère. Le principe actif est la *cathartine.*

Emploi. En infusion (284, 310, 311), ou en légère décoction pour lavements (348, 349), et dans le sirop sudorifique (202).

CLASSE IX.

LAXATIFS.

Médicaments qui agissent avec moins d'énergie que le purgatif, ou plutôt par relâchement, et qui, cependant, produisent en partie les mêmes effets.

119. Oxyde de magnesium. — Magnésie calcinée (265).
Magnesia caustica.
Magnesia mokalcie.

Produit chimique.

Blanc, pulvérulent, doux au toucher, sans odeur ou saveur très-sensible, insoluble dans l'eau; verdissant le sirop de violettes.

Pesanteur spécifique, 2,3.

Composition. Magnesium, 100; oxygène, 68,15.

Incompatibles. Les acides.

Emploi. En poudre, à la dose de 20 à 40 grains (1 à 2 gram.), délayée dans l'eau.

120. Magnésie. — Sous-carbonate de magnésie (264).
Magnesia mercerale, carbonato di magnesia.
Magnesia madane (carbonat el-magnesia).

Produit chimique, qu'on trouve dans le commerce, en morceaux cubiques d'un beau blanc, doux au toucher, inodore, insipide, inaltérable à l'air; très-peu soluble dans l'eau; verdissant le sirop de violettes.

Pesanteur spécifique, 0,294.

Composition. Acide, 40; magnésie, 43; eau, 17.

Incompatibles. Les acides.

Emploi. En poudre, à la dose de 20 à 40 grains (1 à 2 gram.), délayée dans l'eau; en bol (316), et pour préparer la magnésie calcinée (265).

121. SUR-TARTRATE DE POTASSE. —Crême de tartre.
Cremor di tartaro, tartrato acidolo di potassa.
Melh el-tartir.

Sel extrait du tartre brut ou des lies de vin, produit de fabrique, fourni par le commerce.

En prismes quadrangulaires, opaques, cassants, faciles à pulvériser. Ce sel est inaltérable à l'air, inodore, d'une saveur acide; soluble dans 60 parties d'eau froide, et 15 d'eau bouillante.

Pesanteur spécifique, 1,95.

Composition. Acide, 67; potasse, 33.

Incompatibles. Les alcalis et leurs carbonates, la chaux, les sels métalliques, la magnésie.

Emploi. En poudre, dans les boissons, à la dose d'une demi-once à une once (12 à 24 gram.), et pour préparer la crême de tartre soluble (268).

122. CRÊME DE TARTRE SOLUBLE (268).
Cremor di tartaro solubile.
Melh el-tartir, kabel lel zaouaban.

Combinaison de la crême de tartre et du borax, produit de laboratoire.

Ce composé est en poudre, d'une apparence moins sèche que la crême de tartre; beaucoup plus soluble dans l'eau bouillante, qui ne la laisse pas précipiter par le refroidissement; il attire l'humidité de l'air.

Incompatibles. Les mêmes que la crême de tartre.

Emploi. De même que le précédent, et aux mêmes doses.

123. HUILE DE RICIN (172).
Olio di ricino.
Zeit el-kharoua.

Huile fine, retirée des semences du *ricinus communis* (euphorbiacées), arbuste vivace de l'Amérique et de l'Afrique; très-commun en Égypte.

Cette huile est liquide, épaisse, visqueuse, presque blanche, d'une odeur fade, d'une saveur douce d'abord et âcre ensuite; insoluble dans l'eau, soluble dans l'alcool.

Emploi. En potion (309), en substance ou en émulsion, à la dose de 1 à 2 onces (24 à 48 gram.).

124. TAMARIN.
Tamarindi.
Tamar-hendi.

Pulpe impure, extraite du fruit du *tamarindus indica* (légumineuses), arbre qui croît en Afrique et en Amérique.

Cette pâte, fournie par le commerce, est d'une couleur brune; elle est mêlée de graines, de filaments, de débris de gousses. Comme elle a subi une dessiccation dans des vases de cuivre pour faciliter sa conservation, il n'est pas rare qu'elle contienne plus ou moins de ce métal. Le tamarin d'Égypte est fourni en gâteaux secs, qui peuvent se conserver assez longtemps en bon état. L'eau en dissout tous les principes actifs.

Incompatibles. Les carbonates alcalins, le carbonate de magnésie.

Emploi. En légère décoction pour boisson (285).

125. Manne.
Manna.
Mann dessem.

Suc concret, découlant du *fraxinus ornus* (jasminées), arbre qui croît en Italie.

La manne en sorte, qui est la plus employée, est en morceaux blancs, jaunâtres, petits et friables, ou en masse d'une matière analogue, mais moins sèche, et où se trouvent engagés des fragments de larmes et des impuretés, qui sont, en général, des débris de végétaux. Son odeur est fade, sa saveur sucrée. La manne doit être choisie sèche et sans odeur d'aigre, ce qui annoncerait un commencement de fermentation. Son principe actif est la *mannite.*

Emploi. En potion (310).

126. Miel.
Miele.
Açal.

Substance sucrée, sécrétée par l'abeille, *apis mellifera.*

Le miel est plus ou moins solide, suivant la saison et les lieux; sa couleur va du blanc au jaune roussâtre, ordinairement grainé, légèrement odorant, d'une saveur sucrée, agréable, aromatique. La facilité avec laquelle il fermente doit le faire choisir nouveau, et empêcher d'en faire de grandes provisions, surtout dans les pays chauds; on doit le prendre ferme, sans odeur d'aigre, et soluble en toutes proportions dans l'eau.

Emploi. Dans les boissons, à la dose de 1 à 2 onces (24 à 40 gram.), dans les gargarismes et collutoires, à la dose de 1 once (24 gram.).

CLASSE X.

TEMPÉRANTS.

Médicaments qui diminuent la rapidité de la circulation, et modèrent la trop grande activité des organes. Ils sont presque tous plus ou moins acides.

127. VINAIGRE.
Aceto.
Khal.

Liquide ordinairement produit de la fermentation du vin, etc. fourni par le commerce. Limpide, d'une couleur allant du jaune au rouge, suivant les liqueurs fermentées qui l'ont produit; d'une odeur agréable, d'une saveur acide franche.

Incompatibles. Les alcalis et leurs carbonates, la chaux, la magnésie, les oxydes métalliques.

Emploi. Pour aciduler quelques boissons (274).

128. Acide acétique.
Aceto radicale, acido acetico.
Hamedd khalik.

Produit chimique liquide, extrait des acétates qui le contiennent.

L'acide acétique est incolore, transparent, d'une odeur vive et pénétrante, agréable, d'une saveur acide, piquante et forte; marquant 10 degrés à l'aréomètre; baumé, rougissant fortement les couleurs bleues végétales.

Pesanteur spécifique, 1,063.

Incompatibles. Les mêmes que le vinaigre.

Emploi. Le même que le vinaigre, seulement à moindres doses.

129. Acide tartrique.
Acido tartarico.
Hamedd el-tartarik.

Acide cristallisé, extrait chimiquement du tartre purifié.

Solide en cristaux prismatiques aplatis, blanc, transparent, inaltérable à l'air, inodore, d'une saveur très-acide; soluble dans l'eau et dans l'alcool.

Incompatibles. Les alcalis et leurs carbonates, la chaux, la magnésie, les oxydes métalliques et quelques-uns de leurs sels.

Emploi. Pour la limonade tartrique (273) et la poudre gazéifère (194).

130. CITRON.
Limone.
Laimoun.

Fruit du *citrus medica* (aurantiacés), arbuste d'Égypte.

Tout le monde connaît les citrons et leur emploi; leur suc est d'une odeur et d'une saveur agréables.

Incompatibles. Les mêmes que pour l'acide tartrique.

Emploi. Pour faire les limonades (273).

CLASSE XI.

ÉMOLLIENTS.

Médicaments qui tendent à ramollir les tissus, en diminuant leur ténacité et en émoussant leur sensibilité.

131. GOMME ARABIQUE.
Gomma arabica.
Samgh arabi.

Suc concret, provenant de l'*acacia vera* (légumineuses), arbre qui croît en Arabie, Nubie, etc.

En petits morceaux irréguliers, secs, arrondis; blancs, pour la première sorte; roux, pour la seconde; friables, à cassure vitreuse; ce suc est inodore, sa saveur est douce; il est très-soluble dans l'eau.

Pesanteur spécifique, 1,515.

Emploi. Dans beaucoup de préparations magistrales, dans des boissons (278).

132. Réglisse.
Liquirizia.
Erk sous.

Racine d'un arbuste du midi de l'Europe, d'Égypte (dans les oasis), ou de Syrie, le *glycyrrhiza glabra* (légumineuses).

Cette racine est longue, rameuse, ligneuse, cylindrique, de la grosseur du doigt, d'un brun foncé en dehors, jaune en dedans; inodore, d'une saveur sucrée et mucilagineuse.

Emploi. Pour édulcorer les boissons, à la dose de 2 à 4 dr. (6 à 12 grammes).

133. Extrait sec de réglisse.
Estratto secco di liquirizia.
Rebb sous.

Extrait solide, retiré de la racine de réglisse, produit de fabrique, fourni par le commerce. En billes ou magdaléons d'une à trois onces; sec, cassant, noir, lisse dans la cassure; odeur légère de caramel, saveur sucrée, quoique légèrement âcre; celui de Calabre est meilleur; il contient cependant, comme tous les autres, accidentellement, des parcelles de cuivre, qui proviennent des bassines où on le travaille.

Emploi. Le même que la réglisse, mais à la dose de 20 grains (1 gram.) dans les boissons, et en substance pour faire fondre dans la bouche.

134. GUIMAUVE (Fleur de).
Altea (fiori di).
Zahr el-ketmie.

Fleurs d'une plante vivace, *althæa officinalis* (malvacées), qui croît en Europe, cultivable en Égypte.

Calice cotonneux à neuf divisions, pétales à cinq; d'un blanc rose, d'une odeur agréable.

Emploi. En infusion pour boisson (281).

135. MAUVE.
Malva.
Khobbazé.

Feuilles d'une plante vivace, *malva rotundifolia* (malvacées), qui croît en Égypte. Herbe à tige ronde, légèrement velue; feuilles orbiculaires en cœur, presqu'à cinq lobes; saveur mucilagineuse un peu amère.

Emploi. En décoction pour boisson (281), pour fomentations et lavements, à la dose de 2 à 4 dr. (6 à 12 gram.), peuvent remplacer la graine de lin.

136. LIN, graine de lin.
Lino.
Bezr el-kittân.

Semence d'une plante annuelle, *linum utilissimum* (linacées), cultivée en Égypte.

La graine de lin est petite, ovale, oblongue, plate, à bord tranchant, brillante; d'un brun rougeâtre à l'extérieur, blanchâtre à l'intérieur; odeur nulle, saveur fade, mucilagineuse. On la trouve en Égypte, toujours mêlée à une assez grande quantité de grains de moutarde, dont il faut la séparer, au moyen d'un crible à trous ronds proportionnés à la grosseur de la moutarde.

Emploi. En décoction pour boisson (287), pour l'usage externe (280). La farine est la base du cataplasme ordinaire, à laquelle on substitue, avec avantage, celle dont on a extrait l'huile.

137. Amandes douces.
Mandorli doloui.
Loz heloui.

Semences de l'*amygdalus dulcis* (rosacées), arbre qui croît dans le midi de l'Europe et en Orient.

Semences oblongues, plus ou moins grosses, comprimées; épiderme d'un jaune brun recouvert d'une poudre jaunâtre; intérieur blanc, dur, oléagineux; inodores, d'une saveur douce. On doit les choisir récentes et entières.

Composition. Huile fixe, 54; albumine, 24; sucre, 6; etc.

Emploi. Pour préparer des boissons, et potions émulsives (277).

138. Huile d'olives.
Olio d'oliva.
Zeit zeitoun.

Suc huileux, extrait du fruit de l'*olea Europea* (jasminées), qui croît dans le midi de l'Europe et en Égypte.

Fluide à la température de 10 degrés, d'un jaune plus ou moins franc; odeur et saveur douces, particulières et agréables, quand elle est nouvelle, bien préparée, et qu'elle est faite avec des olives non fermentées.

Pesanteur spécifique, 0,915.

Emploi. Dans beaucoup d'emplâtres, d'onguents, de pommades (219, 227, 229, 232, 234), en potions (202), en limonades (368, 369, 370, 371, 372), en lavements (347).

139. SUCRE.
Zucchero.
Souccar.

Suc concret, extrait principalement de la canne à sucre, *saccharum officinarum* (graminées), qu'on cultive en Égypte.

Le sucre, à son état pur, est ordinairement en pains coniques, plus ou moins volumineux; solide, blanc, d'un aspect brillant, formé de petits cristaux confus; incolore et transparent, inodore, d'une saveur douce, agréable; inaltérable à l'air, phosphorescent par le frottement, soluble dans l'eau et dans l'alcool affaibli.

Pesanteur spécifique, 1,60.

Emploi. En sirop (200), en pastilles (198).

140. ORGE.
Orzo.
Cheïr.

Semence d'une plante annuelle, *hordeum vulgare* (graminées), qui croît en Égypte.

Ces graines sont ovales, oblongues, tronquées à une de leurs extrémités, pointues de l'autre; convexes d'un côté, et marquées d'un sillon longitudinal à l'autre face; inodores, d'une saveur fade, quoique un peu sucrée.

Emploi. En décoction pour tisane (298).

141. Riz.
Riso.
Rouz.

Semence d'une plante annuelle, *oriza sativa* (graminées), qu'on cultive dans la Basse-Égypte. Ces grains sont plus ou moins volumineux, allongés, anguleux, convexes d'un côté, et marqués de l'autre d'un léger sillon longitudinal; d'un blanc mat; inodores; saveur fade et farineuse; très-riche en amidon.

Emploi. En décoction pour boisson (299), pour crême de riz (327).

La farine de riz sert également à faire la crême de riz (327).

142. Amidon.
Amido.
Necha.

Principe particulier, qu'on extrait généralement des céréales, fourni par le commerce.

En morceaux, comme prismatiques, qui donnent une poudre blanche; rude au toucher, insipide, inodore, insoluble dans l'eau froide et l'alcool; l'eau bouillante le convertit en une sorte de gelée.

Emploi. En lavements (351).

143. DATTES.
Datteri.
Balah.

Fruits d'un grand arbre d'Afrique, *phœnix dactylifera* (palmiers).

Cylindriques, d'environ deux pouces de long, tronquées à l'une de leurs extrémités, un peu pointues à l'autre; pellicule mince, transparente, jaune ou rougeâtre, pulpe charnue; d'une saveur douce sucrée, semence osseuse.

Emploi. En décoction pour boisson (288).

144. LAIT.
Latte.
Leben.

Liquide particulier, sécrété par les animaux mammifères.

Blanc, opaque, d'une odeur douce et d'une saveur sucrée; un peu plus pesant que l'eau, coagulable par les acides. Le lait doit être choisi sans saveur désagréable; celui de vache est préférable.

Emploi. Comme aliment, dans les boissons, et pour faire le petit lait (300).

145. PETIT LAIT.
Siero di Latte.
Mosl el-leben.

Partie séreuse du lait.

Liquide, d'un jaune verdâtre transparent, d'une odeur faible, d'une saveur sucrée.

Emploi. En boisson (300).

146. Ichthyocolle. — Colle de poisson.
Colla di pesce.
Ghera el-samak.

Matière particulière, formée des intestins de l'esturgeon, livrée par le commerce.

En morceaux roulés en forme de lyre et nommés petit cordon; l'ichthyocolle est blanche, demi-transparente, inodore, insipide; plongée dans l'eau elle se gonfle, se ramollit et devient opaque; l'eau bouillante la dissout.

Composition. La colle de poisson est presque entièrement formée de gélatine.

Emploi. Pour le taffetas dit d'Angleterre (238).

147. Axonge[1].
Sugna, o grasso di porco.
Dehen el-khanzir.

Graisse fondue et purifiée, extraite de la panne et autres parties du porc.

Blanche, solide à une température de 25 degrés centigrades, grenue, douce au toucher, fondant sous les doigts, d'une saveur douce et agréable.

Le suif est une matière particulière sécrétée par les animaux, principalement par les ruminants; blanc, ou légèrement jaunâtre, opaque, solide, d'une odeur et d'une saveur particulières, qui varient selon son origine.

Emploi. Dans plusieurs onguents et emplâtres (220, 221, 222, 223, 224, 225, 226, 227, 228, 233, 234).

[1] Lorsque des raisons puissantes l'exigent, on peut, surtout en Égypte, remplacer l'axonge par le suif de bœuf ou de mouton.

148. Beurre.
Burro.
Zebdé.

Matière particulière contenue dans le lait.

Tout le monde connaît le beurre, et il est inutile de le décrire. On doit le choisir frais, ou nouvellement fondu.

Emploi. Dans des pommades (228).

149. Cire jaune.
Cera gialla.
Chama asfar.

Huile concrète, sécrétée par les abeilles.

Odeur forte, particulière, aromatique, qu'elle perd en partie quand elle subit le blanchiment; insoluble dans l'eau, soluble dans les huiles fixes, la graisse et le suif, à l'aide de la chaleur, dans les huiles volatiles.

Pesanteur spécifique, 0,96.

Emploi. Dans plusieurs onguents, emplâtres et pommades (219, 229, 232, 233, 235, 236).

CLASSE XII.

VERMIFUGES, ANTHELMINTIQUES.

Médicaments qui jouissent de la propriété spéciale de faire périr les vers intestinaux ou de les expulser au dehors.

150. Semen contra.
Seme santo.
Horessane.

Semences et débris d'un arbuste nommé *artemisia contra* (corymbifères), qui croît dans le Levant.

Couleur verdâtre; réunion de capitules oblongs, entiers ou brisés, formés d'écailles imbriquées recouvrant des semences ovoïdes, aplaties, et de pédoncules brisés; odeur forte et aromatique, saveur amère.

Emploi. En poudre, à la dose de 6 à 20 grains (0,3 à 1 gr.), dans des bols (317), en infusion (281)[1].

CLASSE XIII.

DIVERS.

151. PÉROXYDE DE MANGANÈSE.
Manganese nero. — Peroxido di manganese.
Manganese esoued.

Substance minérale naturelle, qu'on trouve particulièrement en France.

En masses cristallines d'un éclat métallique ou quelquefois ternes et noirâtres, faciles à pulvériser.

Pesanteur spécifique, 4,75.

Composition. Manganèse, 64; oxygène, 35,99.

Emploi. Pour l'extraction du chlore et la fabrication des chlorures (245, 246), et dans les fumigations désinfectantes (384).

152. AGARIC DE CHÊNE. — Agaric des chirurgiens.
Esca.
Soufân.

Espèce de champignon qui se forme sur le *quercus robur*.

On ne s'en sert pas à son état naturel; pour les

[1] L'huile de ricin, de térébenthine; le mercure doux, l'écorce de racine de grenadier, sont au rang des vermifuges.

besoins de la chirurgie, on le prive de sa partie corticale, on le divise en lames minces, on le bat au maillet pour le rendre plus souple et plus moelleux; il doit être choisi d'un fauve clair.

Emploi. Pour arrêter le sang dans les hémorragies.

153. SANGSUE.
Sanguisuga.
Alca.

Ver de la famille des annélides.

On compte au moins dix espèces distinctes de sangsues; celle qui mérite la préférence est la sangsue médicinale, *hirudo medicinalis.*

Elle a le dos convexe, noirâtre, rayé de jaune; le ventre plat, jaunâtre avec des taches noires; tête aiguë, bouche garnie de trois rangs de dents.

154. ŒUFS.
Uovi.
Bed.

Les œufs sont connus de tout le monde; ils sont formés de trois parties distinctes, la coquille, le blanc et le jaune. C'est le blanc qui sert plus particulièrement à la pharmacie, pour la clarification des sirops et de certains liquides. On doit choisir les œufs frais; ceux de poules sont les meilleurs.

Emploi. Les blancs délayés dans l'eau commune, comme contre-poison de quelques substances.

SECONDE PARTIE.

PHARMACIE.

PRÉPARATIONS OFFICINALES.

La pharmacie est l'art de choisir, préparer, mêler ou combiner et conserver les médicaments, etc.

MÉDICAMENTS PAR DIVISION, EXTRACTION, ETC.

POUDRES SIMPLES.

Une poudre simple est le résultat de la plus grande division d'un corps solide. On y arrive au moyen de moulins pour les graines farineuses, huileuses, etc. de mortiers en bronze ou en fer pour les racines, écorces, bois, etc. préalablement divisés par la râpe ou le couteau; de mortiers de marbre pour le sucre, la plupart des sels; de mortiers de terre ou de porcelaine pour les sels métalliques; enfin, du porphyre, avec lequel on donne aux poudres dures le dernier degré de ténuité. Pour séparer, à mesure de la pulvérisation, la poudre faite de son résidu, on se sert de tamis, plus ou moins serrés en toile métallique, en crin ou en soie.

Nous n'entrerons pas dans des détails sur chacune des poudres du formulaire : nous nous bornerons à quelques remarques sur celles qui en exigent.

155. Ipécacuana.
Ipecaquana.
Machouk erk el-zahab ?

Piler à coups modérés dans un mortier de fer couvert, passer dans un tamis de soie très-fin, et cesser l'opération quand on aura obtenu 750 grains de poudre sur 1000 grains de racines, ou les trois quarts. Le résidu n'a pas la même vertu.

156. Rhubarbe.
Rabarbaro.
Râouend.

Même observation que pour l'ipécacuana. On se guide, pour cesser la pulvérisation, sur le degré de couleur, c'est-à-dire quand elle devient moins intense. On peut se dispenser de couvrir le mortier.

157. Scille.
Squilla.
Bassal el-ansol.

Couper les squames de scille en lanières très-minces, les faire sécher à l'étuve ou au soleil, piler dans un mortier de fer couvert, et passer au tamis de soie; renfermer immédiatement la poudre, qui est très-hygrométrique, dans des bocaux bien bouchés.

158. Ciguë.
Cicuta.
Choukarah.

Prenez les feuilles de grande ciguë, exactement mondées de leurs tiges, mettez-les à l'étuve ou au soleil jusqu'à ce qu'elles soient friables, pilez dans un mortier de fer couvert, et passez au tamis de soie. Pilez les résidus une seconde et une troisième fois, et rejetez le reste qui n'est plus que des débris de pédoncules et de côtes brisées.

Agir de même pour les poudres de feuilles de belladone, de digitale, de jusquiame, d'orangers, de sauge, de *scordium*, de séné, et d'autres analogues.

159. Roses rouges.
Rose rosse.
Ouard ahmar.

Passer les pétales dans un crible pour en séparer les étamines et les insectes qui pourraient s'y trouver; sécher à l'étuve ou au soleil, arrêter la pulvérisation quand la poudre devient pâle. Agir de même pour les fleurs de camomille, de safran, et de *semen contra*.

160. Anis.
Anace.
Yansoun.

Vannez, pour séparer la poussière, les pédoncules brisés et les graines rongées par les insectes; séparez les pierres et les corps étrangers. Pilez au mortier de fer, passez à une soie médiocrement serrée.

On opère de même sur le poivre cubèbe.

161. Lin (Graine de).
Semi di lino.
Bezr el-kittân.

Séchez la graine, pilez au mortier de fer, et passez

à un tamis de toile métallique couvert[1]. On agit de même pour la moutarde (*senape, kurdal*).

162. Riz.
Riso.
Rouz.

Quoique cette farine, comme celle des autres graminées, se trouve dans le commerce, et même assez pure, les pharmaciens qui en ont les moyens doivent la faire eux-mêmes; alors ils vannent et criblent le riz, ils le moulent à un moulin serré, ou le pilent au mortier de fer, et le passent à un tamis de soie assez fin.

La préparer au fur et à mesure des besoins.

163. Lichen.
Lichene.
Lichen (Heraz)?

Laissez tremper le lichen dans s. q. d'eau, qu'on change plusieurs fois pendant 24 heures; ce qui le débarrasse de son principe amer.

Faire sécher à l'étuve ou au soleil, diviser au moyen du couteau, piler au mortier de fer, et passer au tamis de soie.

164. Aloès.
Aloe.
Sabr.

Piler grossièrement, sécher à l'étuve, piler au mortier de fer, et passer au tamis de soie. Comme cette

[1] N'en point préparer trop à la fois; elle rancit.

poudre s'agglomère, n'en préparer qu'une petite quantité.

On agit de même pour l'opium, le cachou, l'*assa fœtida*, la myrrhe, la scammonée.

Cette dernière poudre se conserve sèche.

Le cachou n'a pas besoin d'être étuvé.

165. Amidon.
Amido.
Necha.

Se pile dans un mortier de marbre avec un pilon de bois, ainsi que le sucre.

166. Gomme arabique.
Gomma arabica.
Samgh arabi.

La gomme arabique doit être mondée au couteau de toutes ses impuretés, mise pendant quelque temps à l'étuve, à une douce chaleur, puis pilée dans un mortier de fer et passée au tamis de soie.

167. Deuto-chlorure de mercure. — Sublimé corrosif.
Sublimato corrosivo, deuto cloruro di mercurio.
Tsani clorour el-zeibak.

Pilez dans un mortier de verre ou de porcelaine avec un pilon de même matière, passez au tamis de soie, et finissez au porphyre. Préparez de la même manière le mercure doux (protochlorure de mercure), l'oxyde rouge de mercure (précipité rouge), le sulfure rouge de mercure (cinabre).

168. Sulfate acide de potasse et d'alumine. — Alun.
Allume crudo.—Solfato acido di potassa e d'alumina.
Cabritat hamedd el-potassa ou el-chaben.

Pilez dans un mortier de marbre avec un pilon de bois, et passez au tamis de soie. Agir de même pour le nitrate de potasse, l'alun calciné, l'émétique, la crême de tartre, la crême de tartre soluble, le borax.

169. Sous-carbonate de magnésie.
Sotto-carbonato di magnesia.
Taht carbonat el-magnesia.

Frottez légèrement les pains sur un tamis de crin, et passez au tamis de soie.

170. Soufre.
Zolfo.
Cabrit.

Mettez du soufre sublimé du commerce (fleur de soufre) dans un vase de terre ou de faïence, versez-y de l'eau bouillante, agitez, versez sur un carré de toile, laissez égoutter, renouvelez ces lavages jusqu'à ce que l'eau ne rougisse plus le papier de tournesol; faites sécher à l'étuve; si vous voulez porphyriser, il faut que la dessiccation soit complète[1].

PULPES.

Les pulpes sont des médicaments mous, formés par la division mécanique de la substance tendre et charnue des végétaux.

[1] Le lavage du soufre sublimé a pour but d'enlever une portion d'acide sulfurique qu'il contient toujours.

171. **Pulpe de tamarin.**
Pulpa di tamarindi.
Lob el-tamar-hendi.

Mettez le tamarin dans un vase de faïence ou de terre bien cuite avec une petite quantité d'eau; exposez le vase à une douce chaleur pendant deux heures, en remuant avec une spatule de bois; passez en frottant sur un tamis de crin, repassez la pulpe à un tamis plus serré, et faites épaissir au bain-marie.

Les pulpes se conservant difficilement, il ne faut les préparer qu'en petite quantité.

MÉDICAMENTS PAR EXTRACTION.

SUCS AQUEUX.

On peut préparer des sucs avec une foule de plantes fraîches; nous allons en donner un exemple.

Prenez des feuilles de chicorée sauvage mondées, de la partie qui pourrait être desséchée ou gâtée, et nettoyez-les de la terre par un lavage convenable. Pilez-les dans un mortier de marbre avec un pilon de bois. Exprimez, ou à la presse, après les avoir mises dans un petit sac de toile forte, ou à la main; filtrez à froid, au papier Joseph.

Quelques sucs visqueux ne peuvent filtrer qu'après avoir été préalablement chauffés.

SUCS HUILEUX.

HUILES FIXES LIQUIDES.

172. Huile de ricin, ou Palma Christi.
Olio di ricino.
Zeit el-kharoua.

Prenez des semences de ricin de l'année, bien sèches et saines, mondées de leur enveloppe, soit en les passant entre deux cylindres cannelés, soit au mortier, vannées, réduites en pâte, d'abord au mortier, puis à la pierre à chocolat; mettez dans des sacs de toile forte, sur une plaque d'étain, et exprimez graduellement et fortement. Dépurez l'huile en la filtrant à l'étuve.

HUILES ET GRAISSES ANIMALES.

173. Graisse de porc.
Grasso di majale strutto.
Dehen el-khanzir.

On retranche de la panne de porc toutes les parties charnues qui pourraient y être restées, et la membrane qui la recouvre; on coupe par morceaux, et après avoir bien lavé et fait égoutter, on place sur un feu doux, dans une bassine bien propre; quand la graisse est en fusion et bien claire, ce qui prouve qu'elle ne contient plus d'humidité, on la passe à travers un linge serré. Le résidu peut être chauffé de nouveau pour en retirer une autre portion de graisse moins blanche, destinée à la préparation des onguents colorés.

On prépare de la même manière les suifs de mouton et de bœuf, qui peuvent, dans les pays chauds, et pour d'autres raisons, remplacer la graisse.

EXTRAITS.

On nomme extrait un médicament retiré d'une substance végétale ou animale, à l'aide d'un dissolvant convenable, et ramené, par l'évaporation du véhicule, à une consistance molle, solide ou pulvérulente.

EXTRAITS PRÉPARÉS AVEC LES SUCS.

174. Belladone (Extrait de).
Belladonna (stratto di).
Holasset sett el-hosn.

Prenez du suc de belladone, mettez-le dans un vase au bain-marie : l'albumine se coagule ainsi que la matière verte. Passez le suc à travers une étamine, faites évaporer au bain-marie ou à une douce chaleur, en petits volumes, et en remuant continuellement, vers la fin, jusqu'à consistance d'extrait.

On peut préparer de la même manière les extraits de ciguë et de jusquiame.

EXTRAITS PRÉPARÉS PAR L'INTERMÈDE DE L'EAU.

Quoique nous n'ayons conservé qu'un seul des extraits de cette catégorie, cependant nous allons donner un exemple de la manière dont on devrait s'y prendre si on voulait opérer sur un des végétaux de notre matière médicale.

175. Gentiane (Extrait de).
Genziana (Estratto di).
Holasset Guenziana.

Couper la racine au couteau, pulvériser grossièrement, mettre dans un vase avec quatre fois son poids d'eau tiède; laisser 24 heures.

Passer et exprimer; agir de même sur le marc, réunir les liqueurs, décanter, faire évaporer au bain-marie jusqu'à réduction de moitié; laisser reposer, passer à travers un blanchet, évaporer jusqu'à consistance pilulaire.

Pour la préparation de presque tous les extraits, des teintures, du sulfate de quinine, il conviendrait de se servir de l'appareil de déplacement de MM. Boullay. Par la méthode de ces chimistes, on a des produits meilleurs et plus considérables.

Agir de même sur les racines de patience, de rhubarbe et de valériane.

On agit aussi de la même manière, mais avec l'eau bouillante, pour les substances suivantes : quinquina, salsepareille, séné, *scordium,* camomille.

EXTRAITS PRÉPARÉS PAR L'INTERMÈDE DE L'ALCOOL.

176. Noix vomique (Extrait de).
Noce vomica (Estratto di).
Holasset el-gouz el-mokaï.

Prenez de la noix vomique râpée, épuisez-la en la faisant digérer à la plus basse température, avec de l'alcool à 36 degrés. Filtrez cette teinture lorsqu'elle est le plus chargée possible; évaporez sur des assiettes au soleil ou à l'étuve. Détachez l'extrait sec avec un couteau, réduisez en poudre fine et conservez dans un flacon pour l'usage.

PURIFICATION DES EXTRAITS DU COMMERCE.

177. Opium (Extrait de).
Oppio (Estratto di).
Holasset el-afioun.

Mettez dans un vase une partie d'opium, divisée en petits morceaux avec six parties d'eau froide; laissez macérer pendant 48 heures en agitant de tems en tems avec une spatule de bois. Passez, exprimez, et traitez le marc par une nouvelle quantité d'eau froide. Les liqueurs filtrées et réunies seront évaporées au bain-marie, jusqu'à consistance pilulaire. En faisant redissoudre à froid et évaporer de nouveau au bain-marie, jusqu'à consistance, on a un extrait plus calmant.

Cette opération, réitérée encore deux ou trois fois, le porte à son plus haut degré de perfection. Les nombreux procédés qu'on a donnés pour arriver au même but doivent être rejetés.

178. Extrait sec d'opium.
Estratto secco di oppio.
Holasset el-afioun.

Faites dissoudre de l'extrait d'opium dans une très-petite quantité d'eau, étendez-le en couches minces sur des assiettes, faites dessécher à un feu doux ou au soleil; enlevez avec un couteau; réduisez en poudre et conservez dans un flacon bien bouché.

Cette poudre sert à opiacer toutes sortes de pommades, onguents ou huiles pour liniments.

DES RÉSINES.

179. TÉRÉBENTHINE CUITE.
Terebentina cotta.
Terbantina matbakha.

La térébenthine se met dans une bassine étamée avec de l'eau; on fait bouillir jusqu'à ce qu'une portion, retirée et jetée dans de l'eau froide, soit devenue cassante. On en fait des pilules quand la masse est encore chaude [1].

On les conserve dans de l'eau, autrement la moindre chaleur les agglomère.

HUILES VOLATILES.

Les huiles volatiles sont des produits végétaux et quelquefois animaux ou minéraux, ordinairement liquides, d'une odeur et d'une saveur fortes, pouvant se distiller sans altération, à l'aide de l'eau bouillante; presque insolubles dans l'eau, très-solubles dans l'alcool et l'éther.

[1] Dans cette opération, l'huile volatile qui rendait la résine fluide s'évapore. On peut agir de même pour solidifier le baume de copahu; mais un procédé, très-simple, au moyen duquel on conserve l'huile aromatique de copahu, est celui de mêler et combiner dans un mortier une partie de copahu avec 1/8 de térébenthine de Bordeaux et 1/16 de magnésie calcinée. La solidification est complète au bout de quelques jours, si le copahu n'est pas de trop mauvaise qualité.

Toutes les huiles volatiles de notre formulaire nous étant fournies par le commerce, nous ne devrions pas en donner la préparation. Cependant comme on pourrait, au besoin, tirer parti des citrons du pays, et que la menthe poivrée y vient fort bien, voici la manière de procédér.

180. CITRON (Huile volatile de).
Laimone (*Olio volatile di*).
Zeit el-laimoun el-taïar.

On sépare les zestes de citrons, on les met dans une cucurbite, avec assez d'eau pour les baigner; on monte l'alambic; on fait un feu modéré jusqu'à ce que la distillation commence, alors on peut l'augmenter et la continuer. On recueille dans un récipient florentin.

Quand la distillation est achevée, on recharge de nouveau la cucurbite; on y met d'abord l'eau distillée de citrons, et on finit avec de l'eau ordinaire.

L'huile réunie dans la partie supérieure du récipient, est retirée et décantée.

Pesanteur spécifique, 0,84.

Agir de même manière pour la menthe poivrée, la fleur d'oranger, le laurier cerise, et les roses.

Il y a un moyen plus simple et aussi en usage pour l'huile de citrons; c'est de soumettre à une presse puissante les zestes placés dans une forte toile. L'huile préparée de cette manière est plus suave, mais se conserve moins, à cause d'un principe muqueux qu'elle entraîne avec elle.

PURIFICATION DES MENSTRUES PHARMACEUTIQUES.

On nomme menstrues les liquides qui servent à dissoudre les corps.

181. EAU DISTILLÉE.
Aqua distillata.
Mâ moatar?

Remplissez aux trois quarts d'eau de rivière, de puits ou d'autre, la cucurbite d'un alambic, ajustez le chapiteau et le serpentin, et distillez jusqu'à 7/8 du liquide[1].

182. VINAIGRE DISTILLÉ.
Aceto distillato.
Khal el-moatar.

Remplissez presque en entier une cornue de verre de bon vinaigre, adaptez une allonge et un récipient muni d'un réfrigérant; distillez les trois quarts du vinaigre. Ajoutez au résidu son volume d'eau bouillante, et distillez la quantité de liquide ajoutée. Le vinaigre distillé est incolore et moins fort que le vinaigre qui l'a produit[2].

183. ALCOOL RECTIFIÉ.
Alcoole rettificato, spirito di vino rettificato.
Alcool mokarrar.

Prenez de l'alcool à 33 degrés, mettez-le dans le

[1] Comme ordinairement les eaux contiennent des sur-carbonates qui laissent dégager de l'acide carbonique par la chaleur, il est convenable de rejeter la première portion de l'eau qui distille, ou mieux encore d'ajouter à l'eau de la cucurbite une petite quantité de lait de chaux.

[2] Si on avait un alambic dont le chapiteau fût en étain pur, on pourrait s'en servir de préférence pour hâter l'opération et ménager le combustible.

bain-marie d'un alambic, mettez le chapiteau et le serpentin, et procédez à la distillation. Le résultat sera environ 2/5 d'alcool à 36 degrés, 1/5 à 33, une petite quantité à 22, et un résidu aqueux de mauvais goût.

184. ACIDE NITRIQUE.
Acido nitrico.
Hamedd el-nitrik.

Quelques opérations exigent la pureté de cet acide, et celui du commerce n'ayant pas cette qualité, voici comment on la lui donne: on verse dans de l'acide nitrique impur une forte solution de nitrate d'argent, jusqu'à ce qu'il ne s'opère plus de précipité; on décante et on introduit le liquide dans une cornue de verre placée sur un bain de sable; on adapte une allonge et un ballon au bec de la cornue, mais sans lut; on fait bouillir et on distille presque à siccité. En fractionnant les produits, on a de l'acide à divers degrés de concentration.

L'acide nitrique pur ne précipite pas par le nitrate d'argent, et ne laisse aucun résidu quand on l'évapore dans un creuset de platine.

SELS EFFLEURIS DESSÉCHÉS, FONDUS, ETC.

185. CARBONATE DE SOUDE. — Cristaux de soude.
Carbonato di soda cristallizzato.
Carbonat el-soda, ballourat el-soda.

Faites dissoudre dans de l'eau, jusqu'à saturation et pellicule, du carbonate de soude effleuri; filtrez la liqueur à travers un papier non collé étendu sur une

BIBLIOTHÈQUE NATIONALE

toile, mettez à cristalliser dans un lieu frais. Quand cette première cristallisation est faite, concentrez les eaux mères et vous aurez une nouvelle quantité de cristaux, mais un peu moins purs.

186. Chlorure de sodium desséché. — Sel marin décrépité.
Sal marino decrepitato, cloruro di sodio disseccato.
Clorour el-sodiom el-mogaffef.

Mettez du sel commun dans une chaudière de fonte; chauffez, en remuant, jusqu'au rouge. L'eau des cristaux s'évapore, l'hydrochlorate de magnésie se décompose, et les matières organiques se brûlent.

187. Chlorure de sodium purifié.
Cloruro di sodio purificato.
Clorour el-sodiom el-mokarrar.

Le sel décrépité ci-dessus est mis dans une bassine étamée avec trois fois son poids d'eau.

On fait dissoudre à chaud et on filtre; on évapore, et on ramasse le sel avec une écumoire à mesure qu'il se forme; on peut continuer l'évaporation jusqu'à siccité; on met le sel à égoutter sur une toile, et on le fait sécher à l'étuve ou au soleil.

188. Hydrochlorate d'ammoniaque purifié.
Fiori di sal ammoniaco, idroclorato d'ammoniaca purificato.
Idro-clorat el-nochader el-mokarrar.

On met dans une bassine d'argent le sel ammoniac du commerce, avec de l'eau distillée, on dissout à chaud, on filtre la solution bouillante au papier, on laisse cristalliser dans des terrines. Les eaux mères fournissent des cristaux par l'évaporation [1].

On agit de la même manière pour le nitrate de potasse, et le sulfate de magnésie.

189. SULFATE D'ALUMINE ET DE POTASSE DESSÉCHÉ, ALUN.
Allume bruciato, solfato d'alumina e di potassa calcinata.
Châb moukales.

Prenez un large creuset, ou un vase de terre non vernissé, placez-le sur un bon feu de charbon, mettez-y de l'alun dans la proportion du dixième au plus de la contenance; le sel se boursoufle, l'eau se dégage, et, quand il est converti en une masse spongieuse, légère et uniforme, on le retire du feu, et on le réduit en poudre fine.

On peut faire un grand nombre d'opérations dans le même creuset sans le retirer du feu.

L'alun a perdu dans cette opération et son eau de cristallisation, et son excès d'acide.

190. SULFATE DE FER.
Vitriolo verde, solfato di ferro.
Cabritat el-hadid.

Faites dissoudre dans une chaudière de fonte une partie de sulfate de fer dans deux parties d'eau bouillante, ajoutez 1/20 de limaille de fer, non rouillée; baissez en contact pendant 24 heures, en ayant soin

[1] On trouble la cristallisation de ce dernier sel au moment où elle commence, pour obtenir de petits cristaux.

de remuer de temps en temps; filtrez, nettoyez la chaudière, et faites évaporer rapidement jusqu'à 32 degrés. Mettez à cristalliser; faites évaporer les eaux mères pour avoir de nouveaux cristaux. On fait sécher les cristaux à l'étuve, et on les conserve dans des bocaux bien bouchés. Le but de cette opération est de précipiter par le fer le cuivre contenu dans le sulfate de fer du commerce, et d'en séparer la couche jaune qui altère les cristaux.

191. Sulfate de zinc. — Vitriol blanc.
Vitriolo bianco, solfato di zinco.
Zag abiad, cabritat el-carsin.

On purifie le sulfate de zinc du commerce en le faisant chauffer jusqu'au rouge dans un creuset, et en faisant dissoudre dans l'eau bouillante, filtrant et faisant cristalliser; par ces opérations on le débarasse d'une portion de sulfate de fer qui le jaunit.

192. Sulfure d'antimoine.
Antimonio crudo, sulfuro d'antimonio.
Cabritat el-antimoun.

Le sulfure d'antimoine du commerce contient toujours, d'après Serullas, du sulfure d'arsenic; pour l'en priver entièrement on en prend une partie porphyrisée, et on la met, dans un flacon bouché à l'émeri, avec deux parties d'ammoniaque liquide. On agite souvent, et pendant une huitaine de jours; on décante la liqueur, on y ajoute une partie d'ammoniaque, et on laisse agir quatre jours; on décante de nouveau, on lave le sulfure à l'eau distillée, on jette sur un filtre et on sèche à l'air.

MÉDICAMENTS PAR MIXTION SANS EXCIPIENTS.

POUDRES COMPOSÉES.

193. POUDRE DE DOWER.
Polvere del Dower.
Maskok Dower?

Sulfate de potasse.......... 4 parties.
Nitrate de potasse.......... 4

Fondez, laissez refroidir.

Ajoutez :

Extrait d'opium pulvérisé..... 1 partie.
Ipécacuana pulvérisé........ 1
Réglisse pulvérisée......... 1

Pilez et passez au tamis de soie.

194. POUDRE GAZIFÈRE (Aërophore).
Polvere gazzosa.
Maskok gazi.

Acide tartrique en poudre.. 1 partie et demie.
Bi-carbonate de soude..... 2

Faites dissoudre l'acide dans un grand verre d'eau froide, ajoutez le bi-carbonate et buvez.

L'acide tartrique s'empare de la soude, dégage l'acide carbonique. La décomposition qui n'est pas complète s'achève probablement dans l'estomac.

195. Poudre pour les yeux, ou collyre sec.
Polvere per gli occhi, o collirio secco.
Beroudad gaffe ?

Tuthie en poudre fine.............. 2 parties.
Oxyde rouge de mercure en poudre fine. 1
Sucre......................... 32
Mêlez exactement.

Autre.

Sucre en poudre impalpable... } parties égales.
Tuthie en poudre impalpable.. }
Mêlez exactement.

Autre.

Mercure doux en poudre fine.. 5 parties.
Sucre en poudre fine........ 5
Opium en poudre fine....... 1

196. Mercure gommeux de Plenk.
Mercurio gommoso di Plenk.
Zeibak moussamagh Plenk.

Mercure.................... 1 partie.
Gomme arabique en poudre... 3
Triturez jusqu'à parfaite extinction.

MÉDICAMENTS PAR MIXTION QUI ONT UN EXCIPIENT.

PILULES.

Médicaments internes, d'une consistance assez forte pour en former de petites boules, qu'on roule dans une poudre.

197. Pilules mercurielles.
Pillole mercuriale.
Heboub zeibakié.

Mercure..................	6 parties.
Miel.....................	6
Aloès....................	6
Rhubarbe.................	3
Scammonée d'Alep.........	2
Poivre cubèbe............	1

Triturez, dans un mortier de fer, le mercure, le miel, et une partie de l'aloès. Quand l'extinction est opérée, ajoutez le reste de l'aloès et les autres poudres préalablement mêlées[1].

Incorporez exactement.

MÉDICAMENTS QUI ONT LE SUCRE OU LE MIEL POUR EXCIPIENTS, OU POUR PRINCIPE PRÉDOMINANT.

MÉDICAMENTS SOLIDES.

198. Tablettes ou pastilles de Darcet.
Tavolette o pastiglie di Darcet.
Ekras (ou tarabin).

Bi-carbonate de soude.....	4 parties.
Sucre en poudre..........	76
Huile volatile de menthe...	1/16
Alcool à 36.............	2
Eau....................	8
Gomme arabique.........	6

[1] Chaque pilule de 4 grains o, 2, contient 1 grain de mercure.

Mettez le bi-carbonate en poudre fine, mêlez-le exactement au sucre pulvérisé; faites dissoudre l'huile de menthe dans l'alcool; ajoutez les deux onces d'eau, et employez cette liqueur pour convertir la gomme en mucilage; incorporez avec le mélange des poudres, et faites une masse que vous diviserez en tablettes de 20 grains, qui contiennent chacune 1 grain de bi-carbonate.

Conservez ces pastilles dans un endroit sec.

ÉLECTUAIRES.

Les électuaires sont des médicaments mous, composés principalement de poudres, d'extraits, de sucre, et de miel.

199. DIASCORDIUM SIMPLIFIÉ.
Diascordio simplice.
Diascordiom moktassar.

Racine de tormentille.....	16 parties.
Racine de gentiane.......	10
Feuilles de scordium......	16
Fleurs de roses rouges.....	8
Cannelle fine...........	8
Poivre cubèbe...........	2
Gomme arabique.........	4
Assa fœtida..............	4
Myrrhe................	8
Extrait d'opium..........	2
Miel très-cuit...........	256
Vin d'Espagne...........	56

On pulvérise ensemble toutes les substances, excepté l'extrait d'opium qu'on fait dissoudre dans le vin d'Espagne, et auquel on ajoute le miel cuit en consistance d'électuaire; alors on ajoute la poudre composée.

Mêlez exactement; 1 drachme (3 grammes) de diascordium contient environ 3/8 de grain d'extrait d'opium.

Quand on présume ne pas devoir employer une grande partie de cet électuaire, on peut ne le préparer qu'à mesure des besoins, en conservant la poudre faite dans un bocal.

Alors on en prend une quantité donnée, et on ajoute les proportions relatives des autres substances.

MÉDICAMENTS LIQUIDES.

SIROPS.

Les sirops sont des médicaments liquides, épais, formés par la solution du sucre ou du miel dans de l'eau, du vin, du vinaigre, ou un suc acide, soit purs, soit chargés de principes médicamenteux.

200. Sirop de sucre simple.
Siroppo di zucchero simplice.
Charab souccar el-basit.

Sucre en pains............	20	parties.
Eau pure...............	12 1/2	

Blanc d'œufs n° 4 pour 50 livres de sucre. On met le sucre dans une bassine; on verse dessus et peu à peu les 4/5 de l'eau qui réduisent les pains en magma grenu, on pousse vivement à l'ébullition; d'autre part, on a battu les blancs d'œufs avec leurs coquilles dans le reste de l'eau. Quand le sirop monte, on jette environ une demi-partie de liqueur albumineuse, on remue avec l'écumoire, on lève les écumes quand elles sont montées, et on continue ainsi jusqu'à ce que toute la solution soit employée. On jette sur un blanchet; le sirop doit marquer 30 degrés, bouillant, au pèse-sirop de Baumé. S'il était trop cuit, on pourrait le ramener au degré avec de l'eau bouillante. Les sucres bruts ou cassonades se clarifient de la même manière, mais il faut y employer une plus grande quantité de blancs d'œufs.

201. Sirop de miel, ou mellite simple.
Siroppo di miele, o melite simplice.
Charab el-açal.

Dissolvez à chaud 6 parties de miel blanc dans 2 parties d'eau, donnez quelques bouillons, écumez et passez au blanchet[1].

202. Sirop sudorifique ou de salsepareille, composé.
Siroppo sudorifico, o di salsapariglia composto.
Charab moharek, charab el-echbé el-morakes.

Salsepareille coupée........ 16 parties.

[1] Il y a des miels jaunes dont on se sert aussi, qui contiennent une grande quantité de matière végéto-animale que les abeilles déposent avec le miel. On perdrait une grande quantité du produit si on ne délayait, à deux reprises différentes, les résidus avec de l'eau bouillante, et filtrant chaque fois; les sirops qui proviennent des divers lavages sont rapprochés en consistance ordinaire. Si l'on veut obtenir un sirop parfaitement clair, on doit ajouter au miel 1/48e de son poids de craie.

Feuilles de séné..........	1 parties.
Semences d'anis..........	1
Sucre....................	16
Miel.....................	16

Faites macérer la salsepareille pendant 24 heures dans 192 parties d'eau tiède; faites bouillir le liquide jusqu'à réduction de moitié, passez; faites bouillir la salsepareille dans 320 parties de nouvelle eau, décantez, répétez deux fois encore cette opération; réunissez les quatre décoctions, ajoutez le séné et l'anis, laissez en infusion quelques heures, passez au tamis de crin, ajoutez à la liqueur deux ou trois blancs d'œufs battus avec un peu d'eau, faites donner un bouillon, laissez déposer dans un vase étroit pendant 24 heures, décantez et ajoutez le sucre et le miel, réduits en sirop. Faites évaporer jusqu'à 32 degrés.

Le sirop qu'on obtient par ce procédé est très-clair.

MÉDICAMENTS QUI ONT L'EAU POUR EXCIPIENT.

EAUX DISTILLÉES ET EAUX AROMATIQUES.

203. Eaux de fleurs d'oranger.
Acqua di fior d'arancio.
Mâ zahar el-nareng.

Fleurs d'oranger..........	6 parties.
Eau......................	18

Mettez l'eau dans la cucurbite d'un alambic; faites bouillir, ajoutez les fleurs, adaptez le chapiteau et le serpentin, lutez au papier, et recueillez 12 parties d'eau distillée.

Cette eau serait plus odorante si on en retirait une moindre quantité, ou qu'on redistillât sur des nouvelles fleurs.

Si l'on pouvait disposer dans la cucurbite un diaphragme en toile métallique pour y placer les fleurs et empêcher leur contact avec l'eau, dont la vapeur seulement traverserait les fleurs, le produit serait plus suave.

Distillez de la même manière les roses, mais en ne recueillant que la moitié du produit.

Ces eaux doivent se conserver dans des vases bien bouchés et bien pleins, et à l'abri de la lumière qui les décompose.

On pourrait faire, d'après ce procédé, les eaux de laurier cerise, de menthe et de citrons; mais pour mieux les doser, on a trouvé plus convenable de les préparer avec les huiles volatiles.

Voici comment on procède.

Eau de menthe poivrée.

Huile volatile de menthe...	1 partie.
Sucre..................	3
Alcool à 22 degrés.......	3
Eau....................	1200

Triturez, dans un mortier de verre, l'huile et le sucre; ajoutez l'alcool, continuez à triturer, et mettez peu à peu la quantité d'eau.

Eau aromatique de citron.

Huile volatile de citron..... 1 partie.
Sucre.................... 3
Alcool à 22 degrés........ 3
Eau..................... 600

Agissez comme ci-dessus.

Eau aromatique de laurier-cerise.

Huile de laurier-cerise........ 1 partie.
Alcool à 36 degrés.......... 5

Mêlez.

Prenez solution alcoolique ci-dessus[1]. 1 partie.
Eau distillée.................... 144

Mêlez.

Dose. De 10 à 20 gouttes, dans une potion à prendre par cuiller.

204. Eau de chaux.
Acqua di calce.
Mâ el-kelce.

Prenez de la chaux ordinaire, faites-la déliter en l'arrosant avec un peu d'eau; puis faites un lait de chaux que vous mettez dans une bouteille de verre; remplissez d'eau, remuez, décantez, et rejetez cette première eau qui contient presque toujours quelques sels; mettez de nouvelle eau et agitez; on peut ajouter un grand nombre de fois de l'eau sur le résidu, car il ne s'en dissout guère que 2 grammes par litre.

[1] Quand on emploie ce médicament, il faut avoir soin de bien agiter le vase qui le contient, avant d'en distribuer.

L'eau de chaux doit être limpide, et d'une saveur âcre et urineuse; on doit la conserver dans des vases bien bouchés.

205. EAU VÉGÉTO-MINÉRALE. — Extrait de Saturne étendu d'eau.
Acqua vegeto minerale.
Mâ nabati madeni?

Extrait de Saturne.	2 parties.
Eau	125

Mêlez.

206. EAU DE WANSWIETEN. — Solution de deuto-chlorure de mercure.
Liquore di Vansvieten.
Mâ Vansvieten. — (Mahloul tsani clorour el-zeibak).

Deuto-chlorure de mercure. .	1 partie.
Eau distillée.	100
Alcool.	1

Faites dissoudre le deuto-chlorure dans l'alcool, et mêlez à l'eau distillée[1].

207. EAU DE GOUDRON.
Acqua di catrame.
Mâ katrân.

Mettez dans un vase de terre ou de verre 2 parties de goudron et 20 parties d'eau; agitez souvent pendant 24 heures; jetez cette première eau, ajoutez-en de nouvelle, agitez encore; décantez et filtrez.

[1] L'alcool n'est point rigoureusement nécessaire; on pourrait le remplacer par une once d'eau distillée, et dissoudre à chaud dans un vase de verre.

Le même goudron peut servir à faire une grande quantité d'eau de goudron, qui est aromatique et sensiblement acide.

MÉDICAMENTS QUI ONT L'ALCOOL POUR EXCIPIENT.

TEINTURES.

Les teintures sont des médicaments produits par l'action de l'alcool sur une ou plusieurs substances.

208. TEINTURE DE CANTHARIDES.
Tentura di cantaridi.
Sabghet el-zarorih.

Poudre de cantharides...... 2 parties.
Alcool à 22 degrés........ 16

Mettez à digérer dans un ballon, et à une douce chaleur, pendant 10 jours, avec la moitié de l'alcool; passez avec expression, mettez le résidu avec le reste de l'alcool pendant 5 jours, passez de nouveau avec expression, réunissez les liqueurs et filtrez.

209. TEINTURE D'IODE.
Tentura di iodio.
Sabghet el-iod.

Iode.................... 1 partie.
Alcool à 30 degrés......... 12

Faites dissoudre, en triturant dans un mortier de cristal, et filtrez.

210. Teinture de cachou.
Tentura di terra catu.
Sabghet el-kad hindi.

Cachou en poudre.......... 4 parties.
Alcool à 22 degrés......... 16

Faites digérer à froid pendant 4 ou 5 jours, et filtrez.

211. Teinture de digitale.
Tentura di digitale.
Sabghet el-digital.

Poudre de digitale.......... 2 parties.
Alcool à 22 degrés......... 16

Faites digérer à froid, pendant 8 jours, la moitié de l'alcool; passez avec expression, délayez le marc avec le reste de l'alcool, laissez macérer 4 jours, passez de nouveau avec expression, mêlez les deux liqueurs et filtrez.

212. Teinture de gentiane.
Tentura di genziana.
Sabghet el-guenziana.

Gentiane en poudre......... 10 parties.
Alcool à 22 degrés......... 40

Agissez comme pour la teinture de digitale; les teintures de scille et de cannelle se font de même.

213. Teinture d'opium.
Tentura d'oppio.
Sabghet el-afioun.

Extrait aqueux d'opium...... 1 partie.
Alcool à 22 degrés......... 11

Délayez l'extrait d'opium dans un peu d'alcool, puis dans toute la quantité, et filtrez.

214. TEINTURE ALCOOLIQUE DE NOIX VOMIQUE.
Tentura alcoolica di vomica.
Sabghet alcoolik men el-gouz el-mokaï.

Extrait sec de noix vomique.. 1 partie.
Alcool à 36 degrés........ 144.

Dissolvez, en triturant dans un mortier de verre, et filtrez.

DES ALCOOLS OU ESPRITS.

On donne le nom d'esprit à de l'alcool contenant une substance médicamenteuse volatile.

215. ALCOOL CAMPHRÉ. — Eau-de-vie camphrée.
Alcoole canforato. — Acquavita canforata.
Alcool cafouri.

Camphre................. 1 partie.
Alcool à 22 degrés......... 48.

Pulvérisez le camphre avec quelques gouttes d'alcool dans un mortier de verre; ajoutez peu à peu le reste de l'alcool; filtrez, à moins que le camphre ne soit très-net.

216. ALCOOL DE CITRON.
Spirito di limone.
Alcool laimoun.

Huile volatile de citron....... 1 partie.
Alcool à 22 degrés.......... 3.

Mêlez et filtrez.

On agit de même, et dans les mêmes proportions, pour l'alcool de menthe poivrée.

217. Alcool de laurier-cerise.
Spirito di lauro-ceraso.
Alcool el-ghar.

Huile volatile de laurier-cerise..	1 partie.
Alcool à 36 degrés..........	5

Mêlez et filtrez.

218. Alcool sinapisé.
Spirito di senape.
Alcool khardel.

Moutarde (semence de)......	8 parties.
Alcool à 22 degrés.........	16

Faites macérer pendant 24 heures, distillez au bain-marie, et arrêtez l'opération quand vous aurez les 2/3 de l'alcool employés.

MÉDICAMENTS DONT LES HUILES FONT LA BASE OU L'EXCIPIENT.

219. Cérat.
Cerotto, od unguento simplice.
Mechamah.

Cire....................	4 parties.
Huile d'olives..............	16
Eau.....................	12

Faites fondre, à une douce chaleur, la cire dans l'huile; coulez dans un mortier de marbre préalablement échauffé par l'eau bouillante; remuez sans discontinuer, et en rabattant ce qui s'attache aux parois du mortier et au bistortier. Quand ce mélange est froid et sans grumeaux, ajoutez l'eau peu à peu en agitant toujours. Le cérat est fini quand il adhère complétement au bistortier.

Conservez dans des lieux frais.

N'en point faire au delà de la consommation de 8 ou 10 jours.

A défaut de cire blanche, on peut se servir de cire jaune. Le cérat sans eau est ce qu'on nomme onguent simple.

MÉDICAMENTS PAR MIXTION QUI ONT LA GRAISSE POUR EXCIPIENT.

220. Pommade de Cyrille.
Pomata di Cyrillo.
Marham Cyrillo.

Deuto-chlorure de mercure.... 1 partie.
Axonge récente. 8

Dans cette préparation et les suivantes, l'axonge pourra se remplacer par le suif récent.

Pulvérisez le deuto-chlorure dans un mortier de verre ou de porcelaine; ajoutez la graisse, mêlez et broyez sur le porphyre.

Une longue trituration dans le mortier peut à la rigueur remplacer la porphyrisation.

221. POMMADE IODURÉE.

Pomata iodurata.

Marham.......

Iode.................... 1 partie.

Axonge.................. 24

Agir comme pour la pommade de Cyrille.

222. POMMADE D'HYDRIODATE DE POTASSE IODURÉE.

Pomata d'idriodato di potassa.

Marham idriodat el-potassa.

Hydriodate de potasse..... 4 parties.

Iode.................... 1

Axonge.................. 32

Agir comme pour la précédente.

223. POMMADE DE MERCURE.—Onguent mercuriel double.

Pomata di mercurio. — Unguento mercuriale napolitano.

Marham zeibaki.

Mercure.................. 4 parties.

Axonge................... 4

Pommade mercurielle ancienne. 1

Triturer le mercure avec la pommade ancienne dans une chaudière en fonte très-évasée, ou dans un mortier, jusqu'à ce que le mercure ait disparu. On s'en assure en frottant une petite portion entre deux papiers non collés; s'il ne paraît aucun globule à la loupe, on peut ajouter l'axonge qu'on a fait fondre à une douce chaleur, et on mêle exactement.

224. Pommade mercurielle simple. — Onguent gris.
Unguento grigio. — Pomata mercuriale semplice.
Marham sengabi. — Marham zeibaki el-basit.

Pommade de mercure......... 1 partie.
Axonge..................... 3

Mêlez.

225. Pommade anti-ophtalmique.
Pomata anti-oftalmica.
Marham midad lel ramad.

Oxyde rouge de mercure....... 1 partie.
Acétate de plomb cristallisé..... 1
Camphre en poudre.......... 1

Pulvérisez dans un mortier de verre, porphyrisez et ajoutez :

Axonge, ou beurre frais..... 100 parties.

N'en préparer qu'en petite quantité; elle rancit facilement.

226. Pommade anti-ophtalmique, avec le nitrate d'argent.
Pomata anti-oftalmica, con nitrato d'argento.
Marham midad lel ramad nitrat el-faddu.

Nitrate d'argent............... 1 partie.
Acétade de plomb............. 1
Axonge..................... 6

Réduisez le nitrate en poudre impalpable, incorporez-y l'axonge et le sous-acétate de plomb, et triturez jusqu'à ce que cette pommade soit bien homogène. Employée dans les ophtalmies chroniques, on en prend la grosseur d'un grain de blé, au moyen d'une petite spatule de bois, très-mince, qu'on introduit sous la paupière; on fait fermer l'œil au malade, et on fait de douces frictions avec le doigt sur la paupière, afin d'étendre la pommade. La douleur aiguë produite par cette application persiste pendant plus d'une heure; on réitère l'application à des intervalles plus ou moins rapprochés.

227. POMMADE ANTI-PSORIQUE.
Pomata anti-psorica, unguento anti-psorico.
Marham midad lel garab.

Soufre sublimé	4 parties.
Chlorure de sodium en poudre fine.	2
Axonge, ou graisse de bœuf[1]	16

Mêlez exactement.

Le soufre pulvérisé peut remplacer le soufre sublimé.

228. POMMADE NOIRE.
Pomata nera, unguento di carbone.
Marham esoued.

Axonge, ou graisse de porc	100 parties.
Soufre en poudre.............	25
Charbon en poudre fine........	6 1/2.

Mêlez exactement.

Emploi : Contre la teigne.

Dose indéterminée.

[1] On pourra, suivant la température, remplacer une portion de la graisse par de l'huile d'olives.

MÉDICAMENTS QUI ONT LA RÉSINE POUR PRINCIPE PRÉDOMINANT.

ONGUENTS MOUS.

229. Onguent basilicum ou suppuratif.
Unguento basilico.
Marham rihani.

Poix noire.................... 4 parties.
Résine 4
Cire jaune.................... 4
Huile d'olives.................... 16

Faites fondre à un feu doux, et dans une bassine de cuivre, la poix et la résine; ajoutez la cire, et quand elle est fondue, mettez l'huile et passez à travers un linge; versez l'onguent dans un pot et remuez jusqu'à refroidissement.

230. Onguent brun.
Unguento bruno.
Marham asmar.

Onguent basilicum .... 24 parties.
Oxyde rouge de mercure en poudre fine 1
Mêlez exactement.

231. Onguent épispastique.
Unguento epispastico.
Marham gazeb.

Cantharides en poudre fine...... 2 parties.
Onguent basilicum 16
Mêlez exactement.

ONGUENTS SOLIDES.

232. EMPLÂTRE DE CIGUË [1].
Empiastro di cicuta.
Lascat el-choucarah.

Pour faire l'huile de ciguë prenez:

Feuilles de ciguë mondées de leurs tiges et pilées . . . . 1 partie.
Huile d'olives 2

Faites infuser pendant vingt-quatre heures, et au bain-marie, les feuilles de ciguë dans l'huile; passez avec expression; mettez de nouvelles feuilles de ciguë dans cette huile, et pendant le même temps; passez avec expression, laissez éclaircir ou filtrez à l'étuve.

Ensuite, prenez huile de ciguë. . . . 1 partie.
Poix résine 11
Cire jaune. 5
Feuilles de ciguë bien pilées. 17

Faites chauffer jusqu'à évaporation de toute l'humidité, passez à travers une forte toile et ajoutez :

Gomme ammoniaque purifiée et rapprochée en consistance d'extrait. . . . . 4 parties.

Laissez refroidir et malaxez pour mettre en magdaléons.

233. EMPLÂTRE VÉSICATOIRE, ou de cantharides.
Empiastro vesicatorio.
Lasca mona feta?

Cire jaune . . . . 6 parties.
Suif de mouton 6

[1] Nous conserverons à ce médicament et au suivant le nom d'emplâtre, mais ce ne sont réellement que des onguents solides.

Poix résine..................	2 parties.
Graisse.....................	14

Faites fondre et ajoutez :

Cantharides en poudre fine......	14

Mêlez exactement, et lorsque la masse est froide malaxez longtemps pour la lier et l'obtenir lisse; mettez en magdaléons.

MÉDICAMENTS QUI ONT POUR BASE L'OXYDE DE PLOMB.

EMPLÂTRES SOLIDES.

Combinaison chimique des principes des corps gras avec les oxydes de plomb.

234. EMPLÂTRE SIMPLE.

Empiastro simplice, o diaquilone simplice.

Lascat el-basita.

Litharge en poudre fine..........	1 partie.
Huile d'olives.................	1
Axonge.....................	1

Mettez dans une bassine de cuivre d'une grande capacité, et dont le fond se termine ordinairement en cul de poule, l'huile et la graisse; faites fondre et chauffez légèrement; mettez la litharge, et remuez sans discontinuer en y ajoutant, de temps en temps, de l'eau bouillante jusqu'à la fin de l'opération, qui se reconnaît lorsque l'emplâtre ne s'attache plus aux doigts; malaxez pour séparer toute l'eau, et réduisez en magdaléons.

Cette opération est assez difficile à conduire; on

doit la surveiller avec attention. Il n'est pas rare de voir l'emplâtre s'élever et franchir les bords de la bassine; il faut, dans ce cas, la retirer du feu qu'on modère. L'eau qu'on met dans cette opération n'y sert en quelque sorte que comme bain-marie, et pour empêcher l'emplâtre de brûler.

235. Emplâtre diachylon gommé.
Empiastro diaquilone gommoso.
Lascat el-diachiloun el mossamegh.

Emplâtre simple . . . . 48 parties.
Cire jaune 3
Poix résine 6
Térébenthine 3

Faites fondre à une douce chaleur la poix et la térébenthine, ajoutez la cire et l'emplâtre; d'autre part, mettez dans quatre parties d'eau bouillante :

Gomme ammoniaque . . . . 3 parties.
Assa fœtida 1

Passez avec expression sur l'emplâtre fondu, agitez presque jusqu'à refroidissement, malaxez, mettez en magdaléons.

236. Emplâtre de mercure composé.
Empiastro mercuriale composto.
Lasca zeibeket morakkeba.

Mercure . . . . 188 parties.
Térébenthine 120

Triturez jusqu'à extinction de mercure; d'autre part, faites fondre ensemble :

Emplâtre simple............. 640 parties.
Cire jaune.................. 32
Poix résine purifiée........... 32

Mêlez, à une douce chaleur, au premier produit; puis ajoutez et mêlez :

Gomme ammoniaque........... 15 parties.
Myrrhe...................... 15

Agissez comme il a été dit pour le diachylon gommé.

Enfin incorporez :

Safran en poudre fine .... 6 parties.

Malaxez et mettez en magdaléons.

SPARADRAPS.

237. Les sparadraps sont des topiques ou remèdes externes, destinés à être appliqués sur une partie du corps. Ce sont des bandes de toile ou de papier enduites, d'un ou des deux côtés, d'une préparation emplastique. Dans tous les cas il ne faut pas que la couche soit trop épaisse, ce qui pourrait nuire à la souplesse, ou trop mince, ce qui empêcherait de produire l'effet désiré.

Il faut que le sparadrap colle facilement à la peau. Plusieurs moyens ont été mis en usage pour étendre cet emplâtre sur la toile; celui que nous allons indiquer nous a paru le plus simple. On fixe des crochets sur une table, on y attache la toile coupée par bandes d'une brasse de long sur six pouces de large, on verse l'emplâtre fondu sur le bout accroché, et on tient l'autre avec la main gauche; alors, avec un couteau flexible et chaud, on étend et on unit. Par cette méthode on peut agir seul; mais si on avait de grandes quantités à préparer, il faudrait avoir recours à divers appareils qui demandent le concours de trois personnes.

On peut faire autant d'espèces de sparadraps qu'il y a d'emplâtres.

Quand il fait froid, il faut ajouter une petite quantité de térébenthine qui leur donne de l'adhérence. Si les emplâtres sont récents, cette addition est inutile.

238. TAFFETAS DIT D'ANGLETERRE.
Taffeta detto d'Inghilterra.
Sandal Inglezi.

Colle de poisson...............	2 parties.
Eau.........................	8
Alcool à 22°..................	8

On coupe la colle de poisson en très-petits morceaux, on la fait macérer dans l'eau jusqu'à gonflement complet, on ajoute l'alcool, et on fait chauffer au bain-marie; quand la solution est opérée, on passe à travers un linge.

D'autre part, vous cousez, par les bords, du taffetas mince à une bande de toile ou à un ruban de fil, que vous accrochez à des lasses mobiles de manière à pouvoir le tendre; alors étendez la solution avec un pinceau, et renouvelez les couches à mesure qu'elles sont sèches, jusqu'à ce que le taffetas paraisse assez épais. Laissez sécher et divisez en petits morceaux de quatre pouces environ; conservez dans des lieux secs[1].

Emploi : Pour réunir les bords d'une plaie récente.

239. ÉPONGES PRÉPARÉES.
Spugne preparate.
Esfeng . . . .

Éponges fines, battez-les avec un maillet pour en faire sortir toutes les pierres et les coquillages qui peuvent s'y trouver, lavez à plusieurs eaux, coupez par tranches et faites sécher; alors trempez dans de la cire fondue et pressez fortement entre deux plaques d'étain échauffées.

Une autre préparation est de nettoyer les éponges comme ci-dessus, ensuite de les rouler encore humides sur un morceau de bois, et de les y fixer fortement avec de la ficelle, de manière à les comprimer et à ne leur laisser que le moins de volume possible. Cette éponge doit être conservée en cet état dans un lieu bien sec; on ne la déroule qu'à mesure des besoins.

Emploi : Pour maintenir ou agrandir une plaie ou un ulcère.

[1] On est dans l'habitude de donner l'avant-dernière couche avec une solution de baume noir du Pérou; mais comme cette addition ne donne aucune vertu, nous l'avons supprimée pour ne pas surcharger notre formulaire d'une substance de plus.

PRÉPARATIONS CHIMIQUES.

240. Acide hydrochlorique, Acide muriatique.
Acido muriatico, Acido idroclorico.
Hamedd mouriatik, Hamedd el-idrochlorik.

Cet acide se trouve dans le commerce; le pharmacien ne le prépare pas, il se contente de le purifier, lorsque les préparations où il doit l'employer l'exigent. Pour cela on met dans une cornue tubulée, sur un bain de sable, l'acide hydrochlorique impur; on adapte un appareil de Wolf. Dans le premier flacon il y a peu d'eau, et dans les deux autres un peu moins que la quantité d'acide à purifier; chauffez quelques instants avant de placer le bouchon de la cornue; le chlore qui pourrait s'y trouver se dégage. Bouchez, lutez et poussez l'opération presqu'à siccité; vous obtenez dans les deux flacons (les deuxième et troisième), dans le premier surtout, un liquide blanc transparent, très-acide, d'une odeur forte et piquante, qui, exposé à l'air, répand des vapeurs blanches dues au gaz hydrochlorique qui se combine à la partie humide de l'atmosphère.

Cet acide a une pesanteur spécifique de 1,21. Si on voulait obtenir de l'acide hydrochlorique par la décomposition du sel, il s'agirait de dessécher celui-ci, de le réduire en poudre et de le mettre dans une cornue ou ballon, d'y verser jusqu'à le baigner, de l'acide sulfurique concentré, et agir, du reste, comme ci-dessus.

241. ACIDE NITRIQUE, Eau-forte.
Acqua forte, Acido nitrico.
Mâ el-khal? Hamedd el nitrik.

Nous avons donné (184) la purification de l'acide nitrique du commerce. Si le pharmacien était obligé d'en préparer lui-même, voici comment il opérerait. Il introduirait du nitrate de potasse dans une cornue tubulée, placée sur un bain-marie; on adapterait une allonge et un ballon. Ensuite on fait arriver dans la cornue, et au moyen d'un entonnoir à longue-tige, les deux tiers du poids du nitre d'acide sulfurique concentré. Il se dégage d'abord des vapeurs rouges; elles sortent par la tubulure du ballon; viennent après des vapeurs blanches, lourdes, qui se condensent. Sur la fin de l'opération, les vapeurs rouges qui reparaissent indiquent qu'elle est terminée [1].

242. ACIDE SULFURIQUE, Huile de vitriol.
Olio di vitriolo, Acido sulforico.
Zeit el-zag, Hamedd el-cabritik.

Nous ne devrions pas placer ici l'acide sulfurique; mais comme nous ne faisons point un traité de chimie, mais un guide du pharmacien militaire, nous avons cru qu'il était convenable de grouper les trois acides puissants dont on fait usage dans les hôpitaux. L'acide sulfurique est fourni par le commerce; le plus souvent il est assez pur pour les besoins de la pharmacie. Cependant on peut le purifier, 1° de l'acide sulfureux et de son eau surabondante, en le faisant

[1] On ne lute pas cet appareil.

bouillir dans des vases de verre ou de platine; 2° des sels, en le distillant. (Voir l'appareil pour l'acide nitrique.)

L'acide sulfurique doit être conservé dans des vases bouchés en cristal. La moindre substance végétale qui s'y introduit le noircit.

243. Acide sulfurique étendu d'eau, Esprit de vitriol.
Spirito di vitriolo, Acido sulforico dilato d'acqua.
Mehafef belma, roh el zag, Hamedd el-cabritik.

Eau	9 parties.
Acide sulfurique à 66°	1

Mettez par petites portions l'acide dans l'eau, en remuant continuellement, pour que le flacon s'échauffe graduellement et uniformément, afin d'en éviter la rupture.

244. Ammoniaque. — Alcali volatil.
Ammoniaca.
Roh el-nochader. — Alaoui taïar ?

L'ammoniaque liquide se prépare en introduisant dans une cornue de fer, de grès, ou de verre bien lutée, un mélange de parties égales d'hydrochlorate d'ammoniaque et de chaux, tous les deux mis en poudre séparément. On adapte une allonge et on la fait communiquer à un appareil de Wolf. Le premier flacon contient très-peu d'eau, destinée à laver le gaz; dans le second on en met les trois quarts en poids du sel employé; enfin, dans le troisième, moitié du second. Poussez le feu : le gaz sature l'eau du second flacon et lui fait marquer 24°; l'eau du troisième flacon ne se sature pas, elle sert à ramener la précédente à 22°, taux du commerce.

Conservez l'ammoniaque dans des flacons bien bouchés et dans des lieux bien frais.

245. Chlorure d'oxyde de calcium.
Cloruro d'ossido di calcio.
Clorour oxid el-calciom.

Cette préparation se fait aujourd'hui en grand, et on la trouve dans le commerce.

Si on était obligé de la faire, voici comment il faudrait agir : on aurait une grande boîte en bois, bien hermétiquement calfeutrée, sauf une ouverture à la base et une à son sommet. L'intérieur de cette caisse doit être garni de tablettes, ne laissant qu'un pouce d'intervalle entre elles; elles sont percées de trous et couvertes d'une couche de trois lignes d'hydrate de chaux (chaux éteinte). D'autre part, on met dans une cornue ou vase convenable un mélange de quatre parties de sel commun, une partie de peroxyde de manganèse en poudre, deux d'acide sulfurique concentré, étendu de son poids d'eau; on chauffe, et le gaz, qui se dégage par un tube adapté à la partie inférieure de la caisse, sature la chaux. L'opération tire à sa fin quand on sent l'odeur du chlore à l'extrémité du tube placé à l'orifice supérieur de la caisse. Ce tube doit être recourbé et plongé dans l'eau, qui, par la pression qu'elle exerce sur le gaz, le force à séjourner dans l'appareil.

Le chlorure de chaux doit être mis dans des vases

bien fermés et à l'abri du contact de l'air et de la lumière.

246. CHLORURE DE SOUDE LIQUIDE.
Cloruro di soda liquido.
Clorour el-souda el-saîl.

Introduisez dans une série de flacons, comme pour l'ammoniaque, une solution de carbonate de soude marquant 12°, et faites-y passer du chlore jusqu'à saturation (appareil ci-dessus pour obtenir le chlore).

Conservez cette liqueur dans des flacons bien bouchés et à l'abri de la lumière.

247. HYDRATE DE POTASSE. — Pierre à cautère.
Pietra a cauterio. — Idrato di potassa.
Hagar câouy. — Idrat el-potassa.

Sous-carbonate de potasse purifié.	1 partie.
Chaux vive..................	3

Éteignez la chaux en l'arrosant d'une petite quantité d'eau, faites dissoudre le carbonate de potasse dans seize parties d'eau, ajoutez la chaux, faites bouillir pendant une heure, filtrez; faites bouillir le résidu avec une nouvelle quantité d'eau, réunissez les liqueurs, faites évaporer promptement et poussez le résidu à la fusion dans une bassine d'argent; coulez dans une lingotière échauffée.

Conservez dans des flacons bien séchés et bouchés.

248. Sulfure de potasse.
Fegato di potassa. — Sulfuro di potassa.
Cabritour el-potassa.

Potasse du commerce........ 2 parties.
Soufre sublimé............. 1

Mêlez et mettez dans une chaudière de fer couverte, sur un bon feu de charbon. La matière devient d'abord liquide : c'est le carbonate de potasse qui éprouve une fusion aqueuse, et le soufre qui se fond; peu à peu la matière se solidifie, on augmente le feu, elle fond de nouveau, et on la coule sur une pierre huilée. Conservez dans des bocaux de verre ou vases de grès bien bouchés.

249. Hydriodate de potasse.
Idriodato di potassa.
Idriodat el-potassa.

Quoique ce sel se trouve actuellement dans le commerce, il est bon d'en indiquer la préparation. Voici le procédé le plus en usage :

Iode..................... 10 parties.
Eau distillée.............. 50

Mettez dans un matras de verre; ajoutez peu à peu, et en agitant, limaille de fer, cinq parties; faites chauffer jusqu'à décoloration, filtrez, lavez le filtre à l'eau bouillante, réunissez les liqueurs, faites-les chauffer jusqu'à ébullition, et versez une solution de carbonate de potasse pour précipiter tout le fer; filtrez, faites évaporer et cristalliser; égouttez et séchez les cristaux, que vous conservez à l'abri de l'humidité.

PRÉPARATIONS ANTIMONIALES.

250. Deuto-chlorure d'antimoine.—Beurre d'antimoine. *Butiro d'antimonio.* — Deuto-cloruro d'antimonio. *Zebde el-antimoun.*

Antimoine.................. 36 parties.
Deuto-chlorure de mercure... 96

Triturez ensemble les deux substances préalablement pulvérisées séparément, introduisez-les dans une cornue à col large et court, mettez au bain de sable et chauffez. Le chlorure d'antimoine se sublime au col de la cornue; on le fait couler dans un récipient en chauffant avec des charbons ardents, et on le conserve dans des flacons bien bouchés. Ce chlorure attire fortement l'humidité de l'air.

251. Bi-sulfure d'antimoine hydraté. — Kermès. *Kermes minerale.* — Bisulfuro d'antimonio idrotato. *Kermez.*

Sulfure d'antimoine en poudre.... 1 partie.
Sous-carbonate de soude cristallisé. 22
Eau claire.................... 250

Faites bouillir pendant une heure en agitant avec une cuiller de fer; filtrez la liqueur bouillante à travers un papier étendu sur un châssis garni de toile; recevez la liqueur dans des terrines échauffées à l'eau bouillante.

Par le refroidissement, le kermès se précipite; on le lave avec de l'eau bouillie et refroidie, puis on le recueille sur un filtre; on lave de nouveau, on soumet le filtre à une légère pression entre des papiers non collés, et on achève la dessiccation à l'étuve échauffée à 25°. On fait bouillir plusieurs fois la liqueur avec le résidu non attaqué, et on agit chaque fois comme il vient d'être dit. Le kermès obtenu est d'autant moins beau que les opérations s'éloignent plus de la première.

On peut substituer le carbonate de potasse à celui de soude.

On conserve le kermès dans des flacons, à l'abri de l'air et de la lumière.

Il serait plus simple de faire cette opération de la manière suivante :

Chaux vive éteinte à l'eau........	6 parties.
Sous-carbonate de soude desséché..	4
Sulfure d'antimoine réduit en poudre fine.........................	2
Sable lavé et séché.............	8

Mêlez exactement et placez dans un appareil de déplacement, au fond duquel vous aurez préalablement mis quelques petits cailloux, ou du verre en poudre grossière. Le mélange est recouvert d'une couche de sable; on verse peu à peu de l'eau froide jusqu'à ce que le liquide filtrant ne précipite plus par l'acide hydrochlorique. Le liquide ainsi obtenu, et étendu d'eau du Nil bouillie et filtrée en égal volume, est précipité par une solution de bi-carbonate de soude. Le kermès, ainsi obtenu, est recueilli sur un filtre, et on agit ensuite comme dans l'opération précédente.

Pour le soufre doré on emploie le même procédé, mais en ajoutant au mélange une partie de soufre sublimé (fleur de soufre), et en précipitant par l'acide hydrochlorique.

252. Sous-hydrosulfate sulfuré d'antimoine. — Soufre doré.

Zolfo dorato d'antimonio.— Sotto-idrosulfato sulforato d'antimonio.

Cabritat Mozahal.

Si, dans la liqueur ou dans les eaux mères du kermès, on verse de l'acide hydrochlorique ou sulfurique étendu jusqu'à saturation de l'alcali employé, on obtient un précipité qui est le soufre doré d'antimoine; mais, comme ce médicament est employé à hautes doses et presque exclusivement pour la médecine vétérinaire, voici comment on opère :

253. Sous-hydrosulfate sulfuré d'antimoine par la chaux. — Soufre doré.

Sulfure d'antimoine en poudre.	4 parties.
Chaux vive...............	8
Eau.....................	80

Éteignez la chaux avec un peu d'eau, ajoutez le sulfure et le reste de l'eau, faites bouillir pendant deux heures, en ajoutant de l'eau à mesure de son évaporation, laissez déposer, décantez, filtrez au papier, mettez dans un lieu aéré les terrines qui contiennent le liquide, et versez-y en une seule fois assez d'acide hydrochlorique pour saturer la chaux, agitez et laissez reposer. Rejetez la liqueur surnageante comme inutile, lavez le précipité dans plusieurs eaux, etc., comme pour le kermès.

254. TARTRATE DE POTASSE ET D'ANTIMOINE. — Émétique. *Tartaro emetico.*—Tartrato di potassa e d'antimonio. *Tartir Mokai.*

Parmi les nombreux procédés donnés pour la préparation de l'émétique, nous conseillons d'adopter celui-ci :

Chlorure d'antimoine (poudre d'Algaroth)	2 parties.
Crème de tartre	3
Eau	20

Mêlez ensemble les sels et projetez-les par petites parties dans l'eau bouillante (agissez, s'il est possible, dans une bassine d'argent); agitez continuellement pendant une heure; filtrez, évaporez à 25°, au pèse-sel de Baumé, et mettez à cristalliser; vingt-quatre heures après, décantez l'eau mère, lavez l'émétique avec une petite quantité d'eau, et faites-le sécher. Saturez l'eau mère avec un peu de craie, filtrez, évaporez de nouveau, etc. On peut faire encore une opération sur les secondes eaux mères; les cristaux qui en proviennent sont redissous dans l'eau, et mis à cristalliser.

La poudre d'Algaroth, nécessaire à cette opération, se prépare en faisant agir dix parties d'acide hydrochlorique à 22°, et une d'acide nitrique, sur vingt de sulfure d'antimoine : pour cela, on introduit le sulfure pulvérisé dans un matras de verre, on ajoute peu à peu et en remuant tout l'acide, on place sur un bain de sable; on adapte un long tube qui dégage le gaz hydrosulfurique dans une cheminée, ou bien on agit en plein air, et en se mettant au vent.

On fait bouillir le mélange jusqu'à dissolution. On décante, on lave le résidu avec un peu d'acide hydrochlorique, et on précipite les liqueurs en les versant dans une grande quantité d'eau; on décante, on lave le précipité et on le fait sécher.

Cependant, si on n'avait que du verre d'antimoine à sa disposition, on suivrait le procédé suivant:

Verre d'antimoine porphyrisé.... 2 parties.
Crème de tartre en poudre 3

Mêlez et projetez le mélange dans l'eau bouillante, faites bouillir pendant une demi-heure, filtrez et faites évaporer jusqu'à 20° [1].

PRÉPARATIONS DE PLOMB.

255. SOUS-ACÉTATE DE PLOMB LIQUIDE.—Extrait de Saturne. *Estratto di Saturno.*—Sotto acetato di piombo liquido. *Kolossa* ou *Holasse zohali.*

Acétate de plomb cristallisé ..... 3 parties.
Protoxyde, plomb fondu ou litharge en poudre 1
Eau 9

[1] L'oxyde d'antimoine demi-vitreux est tellement impur, que l'opération, par ce moyen, est plus difficile et donne de moins beaux produits.

Faites dissoudre le sel dans l'eau bouillante, ajoutez la litharge, remuez, faites bouillir de manière à dissoudre l'oxyde, et portez la liqueur à 30° Baumé; filtrez.

A défaut d'acétate de plomb cristallisé, on pourra faire l'extrait de Saturne de la manière suivante :

Vinaigre ordinaire de bonne qualité, faites-le chauffer, jetez-y de la litharge en poudre jusqu'à ce qu'il n'en dissolve plus; filtrez et faites évaporer jusqu'à ce que la liqueur bouillante marque 27° au pèse-sel de Baumé.

PRÉPARATIONS MERCURIELLES.

256. Oxyde rouge de mercure. — Précipité rouge.
Precipitato rosso. — Ossido rosso di mercurio.
Rassel ou *Bassel ahmar.*

Mercure.... .... 1 partie.
Acide nitrique à 35°.......... 1

Introduisez le mercure et l'acide dans un matras de verre, à fond plat; laissez agir. Quand la dissolution se ralentit, chauffez au bain de sable; faites bouillir et évaporer à siccité. Continuez à chauffer jusqu'à ce que le fond soit rouge; laissez refroidir.

Il faut casser le matras pour avoir le produit.

257. Proto-chlorure de mercure. — Mercure doux.
Mercurio dolce. — Proto-cloruro di mercurio.
Zeibak héloué.

Deuto-chlorure de mercure..... 4 parties.
Mercure.................... 3

Triturez le deuto-chlorure dans un mortier de porcelaine avec un peu d'eau pour en faire une pâte; ajoutez le mercure, remuez jusqu'à son extinction. Faites sécher cette masse, et introduisez-la dans un bain de sable jusqu'au col; sublimez, et, si le produit n'était pas beau, pulvérisez et sublimez une seconde fois. On doit le purifier pour l'usage médical, en le porphyrisant et en le lavant à l'eau distillée bouillante, qui lui enlève les dernières portions de deuto-chlorure qui auraient pu échapper à la décomposition. On peut compter sur sa pureté lorsque l'eau de lavage ne précipite plus en jaune par la potasse ou l'eau de chaux.

258. Deuto-chlorure de mercure. — Sublimé corrosif.
Sublimato corrosivo.— Deuto-cloruro di mercurio.
Selemân akal ou *okal.*

Ce sel se trouve assez pur dans le commerce; cependant, si on était obligé de le préparer, on pourrait procéder ainsi :

Mercure....................	1 partie.
Acide sulfurique concentré.....	1

Faites la dissolution à chaud, desséchez le sel qui en provient et mêlez-le avec son poids de sel marin décrépité et pulvérisé, introduisez dans un matras, chauffez en augmentant graduellement le feu, le deuto-chlorure de mercure se sublime.

259. Eau phagédénique.
Acqua fagedonica.
Mâ el-fagedonica.

Eau de chaux	1000 parties.
Deuto-chlorure de mercure.	1

Faites dissoudre le deuto-chlorure dans une petite quantité d'eau de chaux bouillante, et mêlez avec le reste du liquide [1].

260. Deuto-nitrate de mercure. — Eau mercurielle.
Acqua mercuriale.—Deuto-nitrato di mercurio liquido.
Mâ el-zeibak.

Mercure..................	8 parties.
Acide nitrique..............	10
Eau distillée................	60

Mettez dans un matras, et sur un feu doux, le mercure et l'acide; quand le mercure est dissous, ajoutez l'eau, mêlez et filtrez après quelques jours.

PRÉPARATIONS D'ARGENT.

261. Nitrate d'argent fondu. — Pierre infernale.
Pietra infernale. — Nitrato d'argento fuso.
Hagar gahanam.

Argent fin...................	1 partie.
Acide nitrique à 33°..........	2

Opérez la dissolution dans une capsule de porcelaine; évaporez des deux tiers et laissez cristalliser;

[1] Il faut agiter le vase qui contient cette préparation, chaque fois qu'on en fait usage.

séparez les cristaux au moyen d'un entonnoir de verre; concentrez les eaux mères, et faites cristalliser de nouveau. Si les cristaux avaient quelques traces de cuivre, il faudrait les laver avec l'acide nitrique concentré, et enfin les faire redissoudre dans l'eau distillée.

Les cristaux de nitrate d'argent, bien secs, sont mis dans un creuset d'argent ou de platine. Lorsque la matière est en fusion tranquille, on la coule dans une lingotière préalablement échauffée et graissée. Les cylindres retirés sont frottés entre deux linges, et mis dans un bocal avec de la graine de lin pour éviter qu'ils ne se brisent entre eux.

262. Bi-carbonate de soude.
Bi-carbonato di soda.
Bi-carbonat el-souda.

Pour préparer ce sel, on prend une fontaine en grès, munie, à 8 ou 10 centimètres au-dessus du fond, d'un diaphragme percé de trous; on charge ce diaphragme de cristaux de sous-carbonate de soude, jusqu'au sommet de la fontaine, et on lute le couvercle avec soin. Alors on fait arriver au-dessous du diaphragme un courant de gaz carbonique, dont l'excès peut s'échapper au moyen d'un tube de plomb qui traverse le couvercle et se recourbe dans un vase plein d'eau. A la partie inférieure de la fontaine est placé un robinet, à l'aide duquel on peut faire couler l'eau de cristallisation abandonnée par le sous-carbonate.

On laisse fonctionner l'appareil jusqu'à ce que les cristaux soient entièrement saturés d'acide carbonique jusqu'au centre; on les retire ensuite, et on les fait sécher à une très-douce chaleur.

263. Carbonate d'ammoniaque.
Carbonato d'ammoniaco.
Carbonat el-nochâder.

Hydrochlorate d'ammoniaque sec
et en poudre.............. 2 parties.
Carbonate de chaux........... 3

Introduisez le mélange dans une cornue de grès lutée, placez-la dans un fourneau à réverbère, adaptez-y un récipient muni d'un tube pour laisser dégager l'air et quelques vapeurs; chauffez et augmentez graduellement le feu jusqu'à ce que le récipient ne paraisse plus s'échauffer par la condensation des vapeurs. On a soin, pendant l'opération, de rafraîchir le récipient au moyen d'un filet d'eau.

Le récipient peut servir à plusieurs opérations, jusqu'à ce que la couche de carbonate d'ammoniaque soit épaisse d'un pouce; alors on brise le vase, on détache le sel, et on le conserve dans des bocaux bien bouchés, car il est très-volatil.

264. Sous-carbonate de magnésie. — Magnésie.
Magnesia minerale. — Sotto carbonato di magnesia.
Taht carbonat el-magnesia.

Sulfate de magnésie........... 2 parties.
Eau bouillante................ 8

Filtrez la solution et versez-y peu à peu la solution d'une partie de sous-carbonate de potasse purifié dans quatre parties d'eau, jusqu'à ce qu'elle ne se trouble plus : ce qu'on reconnaît en filtrant un peu du mélange et y ajoutant de la solution de sous-carbonate. Lavez le précipité avec q. s. d'eau froide, de manière à ce qu'elle ne précipite plus par l'acétate de plomb; jetez sur un filtre, laissez sécher en partie, divisez en pains cubiques qui finissent de se dessécher à l'étuve.

265. MAGNÉSIE CALCINÉE.
Magnesia calcinata.
Magnesia mokalcie.

On l'obtient en calcinant fortement dans un creuset du sous-carbonate de magnésie, jusqu'à ce qu'il ne fasse plus effervescence avec les acides. On la conserve dans des flacons bien bouchés : elle se carbonate facilement au contact de l'air.

266. SAVON MÉDICINAL.
Sapone medicinale.
Saboun tebbi.

On met dans une capsule de porcelaine vingt et une parties d'huile d'amandes douces, et on ajoute par petites portions dix parties de soude caustique liquide marquant 36°, en agitant continuellement avec une spatule de verre. On continue à agiter de temps en temps, jusqu'à ce que le mélange ait acquis une consistance de miel épais; on coule alors dans des moules de faïence, exposés à une douce chaleur, pour terminer la combinaison. Lorsque le savon est solidifié, on le détache des moules, et on l'expose à l'air pendant un mois.

On conserve dans des bocaux de verre.

267. SULFATE DE QUININE.
Solfato di chinina.
Cabritat el-kinina.

Le sulfate de quinine est aujourd'hui un article de commerce; cependant il pourrait se faire qu'on eût à sa disposition du quinquina qui permît de préparer ce sel.

Voici alors comment il faudrait opérer :

Quinquina calisaya en poudre grosse.	20 parties.
Eau.	100
Acide hydrochlorique	1

Faites bouillir, pendant une demi-heure, dans une bassine de cuivre, passez avec expression; réitérez deux fois cette opération sur le résidu. Les liqueurs réunies et froides, ajoutez-y, par petites portions, de la chaux éteinte en poudre, jusqu'à excès d'alcalinité; réunissez le dépôt sur des toiles; égouttez et séchez à l'étuve, réduisez en poudre et mettez à digérer dans de l'alcool à 36° au bain-marie d'un alambic; renouvelez l'alcool plusieurs fois, et, quand celui-ci ne se charge plus, réunissez les liqueurs; filtrez, ajoutez q. s. d'acide sulfurique étendu de quatorze parties d'eau; distillez l'alcool au bain-marie et filtrez promptement: le sulfate se précipite et cristallise en aiguilles; il est habituellement coloré; on le blanchit en le faisant dissoudre dans une eau légèrement acidulée avec addition de 24 grains de charbon animal en poudre, pour le produit de 1 kil. (1000 gram.) de quinquina.

Les cristaux obtenus sont égouttés et séchés à une douce chaleur entre des feuilles de papier à filtrer.

268. SUR-TARTRATE DE POTASSE SOLUBLE.—Crème de tartre soluble.

Cremor di tarturo solubile.—Sopra tartrato di potassa solubile.

Melh el-tartir kabel lel zaouaban.

Sur-tartrate de potasse en poudre. 20 parties.
Sous-borate de soude 5

Broyez ensemble, ou, mieux encore, faites dissoudre le borax dans une petite quantité d'eau; ajoutez la crème de tartre en poudre, faites dessécher à une douce chaleur, et mettez en poudre.

Conservez dans un bocal bien bouché; ce sel attire l'humidité de l'air.

269. ACIDE TARTRIQUE.

Acido tartarico.

Hamedd el-tartarik.

Bi-tartrate de potasse en poudre
(crème de tartre) .... 3 parties.
Carbonate de chaux 1
Acide sulfurique concentré 2

Délayez le bi-tartrate de potasse dans q. s. d'eau; faites bouillir dans une bassine de cuivre étamée, projetez par petites portions la craie en poudre; laissez refroidir, séparez le dépôt, et décomposez par l'hydrochlorate de chaux le tartrate de potasse resté en solution dans l'eau; réunissez les deux précipités, lavez-les à l'eau froide, placez-les dans un vase de grès, délayez-les dans l'eau chaude, ajoutez l'acide sulfurique en remuant continuellement. Laissez agir pendant quelques heures; étendez d'eau et lavez le résidu jusqu'à ce que la liqueur ne marque plus que 3°; faites évaporer dans un vase de plomb, d'argent ou de porcelaine, jusqu'à 25°; laissez refroidir et reposer pendant vingt-quatre heures; séparez le sulfate de chaux formé qui s'est précipité, évaporez alors jusqu'à 40°, et mettez à cristalliser. On évapore les eaux mères à 45°, et, quand elles ont formé leurs cristaux, on abandonne à elle-même la liqueur qui surnage : elle donne avec le temps de nouveaux cristaux [1].

On purifie l'acide tartrique en le faisant dissoudre dans l'eau, et bouillir avec un peu de charbon animal; évaporer, filtrer et cristalliser.

270. Acide acétique.
Acido acetico.
Hamedd el-khalik.

Acétate de plomb sec...........	32 parties.
Acide sulfurique à 66°..........	16
Protoxyde de manganèse en poudre.	1

Introduisez l'acétate de plomb dans une cornue tubulée, placée sur un bain de sable, ajoutez peu à peu l'acide sulfurique, agitez pour que le mélange soit parfait; adaptez une allonge et un récipient; laissez vingt-quatre heures, et distillez à un feu doux d'abord,

[1] Si la dose d'acide sulfurique avait été trop forte, faire digérer sur du tartrate de chaux.

qu'on augmente sur la fin, jusqu'à ce qu'il ne passe plus rien dans le récipient. On rectifie le produit sur l'oxyde de manganèse, et on obtient 14 parties d'acide de 9 à 9 1/4.

Il serait préférable de décomposer l'acétate de plomb par q. s. de sulfate de soude; filtrer, faire évaporer et décomposer l'acétate de soude par l'acide sulfurique: le sulfate de soude, formé, servirait à une nouvelle décomposition. Par ce moyen, on ne craindrait pas la rupture de la cornue lorsqu'on détache le sulfate de plomb.

271. Éther sulfurique.
Etere sulfurico.
Eter cabritik.

Alcool à 36°. . . . . 1 partie.
Acide sulfurique à 66°. 1

Introduisez l'alcool dans une cornue tubulée, et versez-y par portions l'acide sulfurique, en agitant à chaque fois la cornue pour opérer un mélange parfait; placez au bain de sable préalablement échauffé. Adaptez une allonge qui aboutit à un tube de porcelaine placé dans un réfrigérant plein d'eau froide qu'on renouvelle; ou mieux, faites communiquer l'allonge avec un serpentin en plomb, rafraîchi par un courant d'eau froide. A la partie déclive du tube ou du serpentin, on adapte un flacon servant de récipient, et un tube de Welter plongeant dans l'eau. Échauffez jusqu'à l'ébullition, que vous continuez jusqu'à ce que vous voyiez des vapeurs blanches; alors laissez refroidir. L'éther qu'on obtient d'abord n'est jamais pur; pour le purifier, on le met en contact avec la potasse caustique liquide, qui enlève l'acide sulfureux; on introduit ce mélange dans la cornue, et on distille dans le même appareil que ci-dessus, après l'avoir bien nettoyé.

Lorsque l'on a à sa disposition les appareils nécessaires, on peut préparer l'éther sulfurique avec plus d'économie, de la manière suivante :

Alcool à 36°. . . . . 2 parties.
Acide sulfurique à 66°. 1

Mélangez, avec les précautions convenables, la moitié de l'alcool avec l'acide, introduisez le tout dans l'appareil ci-dessus décrit, mais modifié de telle sorte que la tubulure de la cornue soit fermée avec un bouchon de liége donnant passage à un tube en verre effilé à sa partie inférieure, qui plongera dans le liquide jusqu'à quatre ou cinq centimètres du fond; la partie supérieure de ce tube sera recourbée au-dessus du bouchon, sous un angle convenable pour pouvoir s'adapter, au moyen d'un tube de caoutchouc, à un vase contenant le reste de l'alcool et placé à une certaine distance du fourneau. Ce vase devra porter à sa partie inférieure un robinet, qui permettra d'introduire à volonté l'alcool dans la cornue.

Dès qu'on aura recueilli par la distillation un volume d'éther égal au quart de l'alcool déjà introduit dans la cornue, on le remplacera en ouvrant le robinet qui fait communiquer le réservoir d'alcool avec la cornue; on réglera le jet d'alcool de manière à ne jamais interrompre l'ébullition, et à remplacer aussi exactement que possible le liquide qui distille continuellement. Lorsqu'on aura ajouté ainsi tout l'alcool, et que le produit distillé sera égal environ aux trois quarts de la totalité de l'alcool employé, on arrêtera l'opération et on démontera l'appareil. Le produit devra être purifié par digestion sur la potasse et par une seconde distillation, comme il est dit plus haut.

L'éther médicinal doit marquer au moins 56° à l'aréomètre.

272. Éther sulfurique alcoolisé. — Liqueur anodine d'Hoffmann.

Liquore anodino d'Hoffmann. — Etero sulfurico alcoolisato.

Eter cabritik alcoholi.

Se prépare comme l'éther, et dans un appareil analogue; seulement on met deux parties d'alcool à 36° sur une d'acide sulfurique à 66°, et on retire la moitié de la totalité du liquide. Cet éther marque 45° quand il a été rectifié sur la potasse : sa pesanteur spécifique est de 805.

On le prépare aussi en mêlant parties égales d'éther et d'alcool à 36°.

TROISIÈME PARTIE.

FORMULAIRE OU RECUEIL DE PRESCRIPTIONS JOURNALIÈRES.

Une formule est la note des substances qui entrent dans la composition d'un médicament, et qui indique les doses, la forme, et le mode d'administration.

Dans chaque formule, en général, on distingue : la base, ou la substance la plus active; l'auxiliaire, qui ajoute à l'action de la première; le correctif, qui les modifie, et l'excipient, qui leur donne la forme voulue. Le correctif peut être, presque toujours, supprimé, en modifiant les quantités de la base.

Mais, comme les formules de ce recueil sont presque toutes réduites à un seul médicament, lorsque le médecin voudra modifier les prescriptions, en prenant dans la matière médicale quelques substances non portées au Formulaire, il devra suivre ce principe pour ne pas compliquer sa recette.

MÉDICAMENTS INTERNES.

LIMONADES.

Les limonades sont des boissons composées d'acides végétaux et minéraux qu'on édulcore avec le sucre ou le miel. On peut les aromatiser avec l'eau de citron.

Les limonades se préparent à chaud ou à froid.

273. LIMONADE TARTRIQUE.
Limonata tartarica.
Laimonata hamedd el-tartarik.

Acide tartrique.....	1/2 drach.	(1,5 gram.).
Sirop de sucre......	2 onces	(48 gr.).
Eau filtrée. 3 livres de 12	onces	(864 gr.).
Eau de citron......	3 drach.	(9 gr.).

Faites dissoudre l'acide tartrique dans l'eau; puis ajoutez le sirop et l'eau de citron, et mêlez.

Dans la saison des citrons, on peut remplacer l'acide tartrique par du suc de citron jusqu'à agréable acidité; l'eau de citron est alors supprimée dans toutes les boissons où le sirop de sucre est prescrit: on pourra, à son défaut, mettre du sirop de miel.

274. LIMONADE ACÉTIQUE.
Limonata acetica.
Laimonata el-khalik.

Vinaigre...........	2 onces	(48 gram.).
Sirop de sucre......	2	(48 gr.).
Eau filtrée.........	2 livres	(576 gr.).

Mêlez.

Ces deux boissons sont rafraîchissantes : on les administre dans les maladies où il y a beaucoup de chaleur et de soif; mais on ne doit pas les prescrire si le malade éprouve de la toux, ou une vive sensibilité dans l'estomac.

Les limonades de citron et d'orange, étant plus

agréables au goût, peuvent remplacer les précédentes pendant la saison de ces fruits.

275. Limonade minérale.
Limonata minerale.
Laimonata madenié.

Acide sulfurique étendu d'eau.	5 drach.	(15 gram.).
Sirop de sucre...........	2 onces	(48 gr.).
Eau....................	2 livres	(576 gr.).

Mêlez le sirop de sucre, et joignez-y l'acide sulfurique.

Cette limonade est rafraîchissante et légèrement astringente; on l'administre dans les hémorragies. Il faut avoir soin, avant de la donner, de s'assurer si elle n'est pas trop acide.

276. Limonade tartaro-boratée.
Limonata tartaro-boratata.
Laimonata Englesi.

Crème de tartre.....	1/2 once	(12 gram.).
Borax..............	1 drach.	(3 gr.).
Eau...............	2 livres	(576 gr.).
Sirop de miel.......	2 onces	(48 gr.).

Faites dissoudre ensemble la crème de tartre et le borax dans l'eau bouillante; passez à la toile et ajoutez ensuite le sirop.

Cette limonade est rafraîchissante, diurétique et laxative.

ÉMULSIONS.

Les émulsions sont des boissons d'un aspect laiteux,

résultant de la suspension de l'huile contenue dans les amandes ou autres semences.

277. ÉMULSION D'AMANDES.
Emulsione di mandorli.
Moustahalab el-loze.

Amandes douces	3 drach.	(9 gram.).
Eau................	2 livres	(576 gr.).
Sirop de sucre.......	2 onces	(48 gr.).

Pilez les amandes dans un mortier de marbre, en ajoutant peu à peu la susdite quantité d'eau; passez à la toile, puis mettez le sirop.

Pour obtenir l'émulsion *nitrée* ou *opiacée*, on ajoute 10 grains de nitre pour la première, et 20 gouttes de teinture d'opium pour la seconde.

L'émulsion simple est rafraîchissante, nitrée diurétique et opiacée calmante.

On fait de la même manière des émulsions avec les semences des courges et des pastèques, qui peuvent remplacer les amandes et qui ont à peu près les mêmes propriétés.

Les émulsions s'aigrissent facilement, surtout pendant les chaleurs; aussi on ne doit en faire qu'une quantité qui puisse être employée dans l'espace de quelques heures.

SOLUTIONS.

On comprend sous le nom de *solution* une certaine quantité d'eau qui contient des parties solubles, sans altération des principes de la substance dissoute.

278. Solution de gomme.
Soluzione gommata.
Mahloub Samgh.

Gomme arabique	5 drach.	(15 gram.).
Eau	2 livres	(576 gr.).
Sirop de sucre	2 onces	(48 gr.).

Faites dissoudre la gomme, à froid, dans la quantité d'eau indiquée, puis ajoutez-y le sirop.

L'eau de gomme est une boisson adoucissante qui est administrée dans la plupart des phlegmasies, tant des membranes muqueuses que des membranes séreuses. Pour l'aciduler, on y ajoute, ou l'acide sulfurique étendu d'eau, ou l'acide tartrique, ou le suc de citron jusqu'à agréable acidité.

TISANES.

Les tisanes sont des boissons préparées par infusion, ou par décoction; elles se font avec des fleurs, des feuilles, des écorces, des racines, des plantes, des bois, des semences, des fruits. On les donne chaudes ou froides.

Les tisanes ont un effet plus ou moins actif par l'addition de diverses substances.

INFUSIONS.

Les infusions se font en versant de l'eau bouillante sur des substances médicamenteuses, afin d'en extraire leurs principes solubles.

279. Infusions de camomille.
Infusione di camomilla.
Mangouch el-babounek.

Camomille........	1/2 once	(12 gram.).
Eau.............	2 livres	(576 gr.).
Réglisse contuse....	1/2 once	(12 gr.).

On jette la camomille et la réglisse dans l'eau bouillante contenue dans un vase fermé, où on la laisse pendant une demi-heure, puis on passe à la toile[1].

Cette infusion est généralement excitante et antispasmodique; on la donne dans les affections nerveuses.

280. Infusion de sureau.
Infusione di sambuco.
Mangouch zohar el-belassan.

Sureau.........	1/2 once	(12 gram.).
Réglisse.........	1/2	(12 gr.).
Eau bouillante....	2 livres	(576 gr.).

Procédez comme ci-dessus.

On l'emploie comme diaphorétique dans les affections rhumatismales et dans les maladies aiguës de la peau, comme la petite vérole, la rougeole, la scarlatine, etc.

[1] La demi-once de réglisse peut être remplacée au besoin, dans cette boisson comme dans toutes les autres, par un drachme de suc de réglisse.

281. Infusion de sauge.
Infusione di salvia.
Mangouch el-mariamiéh.

Sauge...........	1/2 once	(12 gram.).
Réglisse..........	1/2	(12 gr.).
Eau bouillante.....	2 livres	(576 gr.).

Procédez comme ci-dessus.

On l'emploie dans les mêmes cas que les précédentes.

Préparez de même les infusions de centaurée, mauve, absinthe, menthe, romarin, scordium, roses, anis, semen-contra, fenouil, chicorée[1]; et sans réglisse, pour usage externe, les infusions de belladone, ciguë, jusquiame, séné, tabac, roses rouges.

282. Infusion de feuilles d'oranger.
Infusione di foglie di arancio.
Mangouch ouarak el-nareng.

Feuilles d'oranger..	2 drach.	(6 gram.).
Réglisse.........	1/2 once	(12 gr.).
Eau bouillante....	2 livres	(576 gr.).

Procédez comme ci-dessus.

On emploie souvent cette boisson seule ou combinée avec l'une des deux précédentes dans les cas analogues.

[1] Prenez seulement 1/2 drachme de feuilles de digitale ou de safran, pour la même proportion d'eau.

283. INFUSION DE GUIMAUVE.
Infusione di altea.
Mangouch el-ketmie.

Fleurs de guimauve.	1/2 once	(12 gram.).
Réglisse..........	1/2	(12 gr.).
Eau bouillante.....	2 livres	(576 gr.).

Procédez comme ci-dessus.

Cette infusion est indiquée dans le catarrhe et la péripneumonie.

284. INFUSION DE SÉNÉ COMPOSÉ.
Infusione di senna composta.
Mangouch el-sena mekki.

Séné............	1/2 once	(12 gram.).
Sel amer........	1/2	(12 gr.).
Eau de citron.....	1/2	(12 gr.).
Eau............	2 livres	(576 gr.).

Faites dissoudre le sel amer dans l'eau bouillante, ajoutez le séné, et procédez pour le reste comme ci-dessus; puis mettez l'eau de citron.

Cette infusion est purgative, et on l'administre lorsqu'il s'agit de déterminer une irritation dérivative sur la membrane muqueuse intestinale, dans les cas de congestion cérébrale, d'ophtalmie, ou pour dévier une irritation de quelque organe important.

285. INFUSION DE TAMARIN.
Infusione di tamarindi.
Mangouch el-tamar hendi.

Tamarins en petits morceaux.	2 onces	(48 gram.).
Eau....................	2 livres	(576 gr.).

Procédez comme ci-dessus.

L'opération doit être faite dans un vase de terre, bien vernissé, de grès, de porcelaine ou de faïence.

On l'emploie comme laxatif et rafraîchissant.

DÉCOCTIONS.

Les décoctions ne diffèrent des infusions qu'en ce que les substances médicamenteuses sont soumises à une ébullition plus ou moins longue.

286. DÉCOCTION DE LIN.
Decotto di lino.
Matboukh bezr el-kittân.

Lin........... 2 drachmes (6 gram.).
Eau........... 2 1/2 livres (720 gr.).

Faites bouillir jusqu'à réduction de deux livres, et passez à la toile.

On peut remplacer la semence de lin par trois drachmes de feuilles de mauve sèches, ou par le quadruple de mauve fraîche.

La décoction de lin ou de mauve est employée à l'extérieur comme émollient, soit en bains locaux, lotions ou fomentations.

287. DÉCOCTION DE LIN POUR BOISSON.
Decotto di lino per bevanda.
Matboukh bezr el-kittân lel chorba.

Lin...........		1/2 once	(12 gram.).
Réglisse........		1/2	(12 gr.).
Eau...........	2	1/2 livres	(720 gr.).

Faites bouillir jusqu'à réduction de deux livres, et passez.

On la prescrit dans les irritations des voies urinaires.

Cette boisson peut être rendue diurétique en y ajoutant demi-gramme de nitre (10 grains).

288. Décoction de dattes.
Decotto di datteri.
Matboukh el-balah.

Dattes mûres et sèches.	3	onces	(72 gram.).
Eau.	2 1/2	livres	(720 gr.).

Retirez la semence, coupez en morceaux, faites bouillir jusqu'à réduction de deux livres, et passez.

289. Décoction de gentiane.
Decotto di genziana.
Matboukh el-guenziana.

Racine de gentiane en morceaux.	2	dr.	(6 gram.).
Eau.	2 1/2	liv.	(720 gr.).

Faites bouillir, dans un vase étamé, jusqu'à réduction de deux livres, et passez à la toile.

Employée comme tonique et anthelmintique.

On prépare de la même manière la décoction de chicorée.

290. Décoction de patience.
Decotto di romice.
Matboukh el-hommeyd.

Patience en morceaux.	1	once	(24 gram.).
Réglisse.	2	drach.	(6 gr.).
Eau.	2 1/2	livres	(720 gr.).

On fait cette décoction comme la précédente, en observant que la réglisse ne doit être mise que lorsque la décoction est presque faite, c'est-à-dire en infusion.

Cette décoction est légèrement tonique, et s'emploie dans les maladies cutanées, et particulièrement dans la gale.

291. DÉCOCTION DE SALSEPAREILLE.
Decotto di salsapariglia.
Matboukh el-e'chbé.

Salsepareille en petits morceaux.	1 once	(24 gr.).
Eau.	3 livres	(864 gr.).

Faites bouillir, jusqu'à réduction de deux livres, dans un vase de cuivre étamé, et procédez comme ci-dessus.

Cette décoction s'administre dans les maladies syphilitiques, seule ou mêlée aux médicaments mercuriels.

292. DÉCOCTION DE GAYAC.
Decotto di guajaco.
Matboukh khachab el-anbié.

Gayac.	1 once	(24 gram.).
Réglisse.	2 drach.	(6 gr.).
Eau.	3 livres	(864 gr.).

Faites bouillir jusqu'à réduction de deux livres, en ayant soin de mettre la réglisse par infusion.

On l'emploie comme diaphorétique dans les maladies vénériennes et de la peau.

293. Décoction de quinquina.
Decotto di china.
Matboukh el-kinkina.

Quinquina jaune contus. 1 once (24 gram.).
Eau .... 2 1/2 liv. (720 gr.).

Faites bouillir, dans un vase de cuivre étamé, jusqu'à réduction de deux livres.

Cette décoction est indiquée comme tonique et fébrifuge. On l'emploie dans les affections périodiques, et particulièrement dans les fièvres intermittentes.

294. Décoction d'écorce de grenade.
Decotto di corteccia di punica.
Matboukh kecher el-român.

Écorce de grenade contuse. . 1/2 once (12 gram.).
Réglisse................. 2 drach. (6 gr.).
Eau...................... 2 1/2 liv. (720 gr.).

Procédez comme ci-dessus.

On la donne comme astringent dans les hémorragies.

295. Décoction de noix de galle.
Decotto di noci di galla.
Matboukh asf.

Noix de galle..... 5 drach. (15 gram.).
Réglisse......... 1/2 once (12 gr.).
Eau............ 2 1/2 livres (720 gr.).

Faites bouillir pendant quelques minutes, et passez. Dans les mêmes indications que la précédente, mais plus astringente.

On prépare de la même manière les décoctions de tormentille, ratanhia, valériane, simarouba, écorce de citron.

296. Décoction d'écorce de racine de grenadier.
Decotto di corteccie di radice di punica.
Matboukh kechour quedr el-rommân.

Écorce de racine de grenadier.	2 onces	(48 gram.).
Réglisse	2 drach.	(6 gr.).
Eau	3 1/2 liv.	(1008 gr.).

Faites bouillir jusqu'à réduction de deux livres.

Anthelmintique efficace contre le tænia.

On administre moitié de la dose le matin, et l'autre moitié le soir, pendant trois jours.

297. Décoction de lichen.
Decotto di lichen.
Matboukh hesas el-Islandy.

Lichen d'Islande....		1/2 once	(12 gram.).
Sirop de sucre......	2		(48 gr.).
Eau	2	1/2 livres	(720 gr.).

Faites bouillir pendant cinq minutes, puis jetez l'eau; mettez-en d'autre et faites bouillir jusqu'à réduction de deux livres, et ajoutez le sirop de sucre.

Cette boisson, qui contient une certaine quantité de gélatine végétale et amère nutritive, est administrée dans plusieurs maladies chroniques de la poitrine.

298. DÉCOCTION D'ORGE.
Decotto d'orzo.
Matboukh el-cheïr.

Semences d'orge.....	1	once	(24 gram.).
Réglisse............	2	drach.	(6 gr.).
Eau.......	2 1/2	livres	(720 gr.).

Faites bouillir jusqu'à réduction de deux livres, et ajoutez la réglisse vers la fin de l'opération.

Dulcifiant et nutritif. C'est la décoction des hôpitaux : elle se donne à discrétion comme boisson ordinaire.

299. DÉCOCTION DE RIZ.
Decotto di riso.
Matboukh el-rouz.

Riz mondé.........	5 drach.	(15 gram.).
Eau...............	3 livres	(864 gr.).

Faites bouillir jusqu'à réduction de deux livres; ajoutez, avant de la retirer du feu, écorce de citron, 2 drachmes (6 grammes); passez.

Légèrement astringente. On l'emploie dans les diarrhées, les dyssenteries, et dans les hémorragies intestinales.

Cette décoction peut se faire acidulée ou gommée selon l'indication.

PETIT LAIT.

C'est la partie séreuse du lait.

300. PETIT LAIT.
Siero di latte.
Mosl el-leben.

Lait . . . . 2 liv. (576 gram.).
Acide sulfurique étendu d'eau. 2 drac. (6 gr.).

Le lait ayant bouilli, ajoutez l'acide sulfurique; lorsque la coagulation s'est opérée, passez à la toile, ajoutez un blanc d'œuf battu dans un peu d'eau, remettez le liquide sur le feu jusqu'à ce qu'il vienne à ébullition; en le retirant, passez au blanchet, ou mieux filtrez au papier sans colle, préalablement lavé à l'eau bouillante.

Cette boisson ne doit être prescrite que dans les cas absolument nécessaires.

On rend le petit lait diurétique en y ajoutant dix grains de nitrate de potasse.

POTIONS.

Les potions sont des médicaments liquides, généralement de quatre à cinq onces, et qui s'administrent par cuillerées.

301. POTION GOMMEUSE.
Pozione gommata.
Guiourah samguié.

Gomme arabique . . . . . 2 drach. (6 gram.).
Infusion de guimauve . . 4 onces (96 gr.).
Sirop de sucre . . . . 1 (24 gr.).

Faites dissoudre la gomme et ajoutez le sirop. On l'emploie comme pectorale dans l'irritation de la poitrine; on peut la rendre nitrée en y ajoutant dix grains de nitre, et opiacée, en y ajoutant dix gouttes de teinture d'opium; pour la kermétiser, on y ajoute trois grains de kermès minéral.

La potion gommeuse nitrée se donne pour faciliter les sécrétions de l'urine dans le cas d'hydropisie.

La potion gommeuse opiacée est administrée comme calmant dans les affections catarrhales.

Celle kermétisée est employée comme expectorant. Il faut avoir soin de l'agiter chaque fois qu'on en fait usage.

302. POTION HUILEUSE.
Pozione oleosa.
Guiourah zeittié.

Huile d'olive....	1 once	(24 gram.).
Gomme arabique en poudre.	1/2	(12 gr.).
Eau filtrée.............	4	(96 gr.).
Sirop de sucre	1	(24 gr.).

Mêlez l'huile au mucilage de gomme arabique, et ajoutez peu à peu l'eau et le sirop.

On l'emploie comme calmant dans les coliques, et on peut la rendre anodine en y ajoutant dix gouttes de teinture d'opium.

303. POTION ANTI-SPASMODIQUE.
Pozione anti-spasmodica.
Guiourah modad lel-tachannogh.

Esprit de menthe......	1 drach.	(3 gram.).
Liqueur anodine	10 gouttes	(0,5 gr.).

Eau filtrée........... 4 onces (96 gram.).
Sirop de sucre........ 1 (24 gr.).

Mêlez et mettez dans une bouteille bouchée avec du liége.

On l'emploie dans les affections spasmodiques.

304. Potion de quinquina.
Pozione chinata.
Guiourah el-kina.

Quinquina jaune concassé... 1/2 once (12 gram.).
Acide sulfurique étendu d'eau. 10 gouttes (0,5 gr.).
Sirop de sucre........... 2 onces (24 gr.).
Eau filtrée............... 1/2 livre (144 gr.).

Faites bouillir, jusqu'à réduction de quatre onces, dans un vase de cuivre étamé; passez à la toile, puis ajoutez le sirop.

On peut l'administrer deux ou trois fois par jour.

On l'emploie comme fébrifuge tonique dans les fièvres intermittentes.

305. Potion de sulfate de quinine.
Pozione di sulfato di chinina.
Guiourah cubritat el-kinina.

Sulfate de quinine..... 6 grains (0,3 gram.).
Acide sulfurique étendu
d'eau.............. 10 gouttes (0,5 gr.).
Eau filtrée........... 4 onces (96 gr.).

Faites dissoudre le sulfate dans l'acide, ajoutez l'eau et mêlez.

On l'administre en une seule dose, avant l'accès d'une fièvre intermittente.

306. Potion émétique.
Pozione emetica o vomitiva.
Guiourah mokaïa.

Tartre émétique.....	3 grains	(0,15 gram.).
Eau filtrée.........	4 onces	(96 gr.).

Faites dissoudre.

On l'emploie, dans les cas d'embarras gastrique, lorsque la langue n'est ni rouge, ni sèche, mais, au contraire, pâteuse et couverte d'un enduit muqueux. Cette potion s'administre en deux fois, à demi-heure d'intervalle; on ne donne la seconde dose que lorsque la première n'a pas produit un vomissement suffisant.

307. Potion d'ipécacuana.
Pozione d'ipecaquana.
Guiourah erk el-zohat.

Ipécacuana..........	20 grains	(1 gram.).
Eau filtrée......	4 onces	(96 gr.).

Mêlez.

Cette potion s'emploie dans les mêmes cas que la précédente, pour les tempéraments plus irritables et plus délicats.

308. Potion anthelmintique.
Pozione vermifuga.
Guiourah modad lel-doud.

Huile de térébenthine..	3 onces	(72 gram.).
Miel...............	1	(24 gr.).
Esprit de menthe......	1/2 drach.	(2 gr.).

Mêlez.

On l'emploie contre le tænia, et on l'administre en trois doses, à trois heures d'intervalle.

309. Potion purgative d'huile de ricin.
Pozione purgativa di olio di ricino.
Guiourah zeit el-kharoua.

Huile de ricin......	1 1/2 once	(36 gram.).
Décoction d'orge....	4	(96 gr.).
Alcool de menthe...	20 gouttes	(1 gr.).

Mêlez; pour une dose.

Il faut avoir soin de la remuer au moment de la prendre.

On l'emploie comme purgatif léger et anthelmintique.

310. Potion purgative mineure.
Pozione purgativa minore.
Mouchel latif.

Manne en sorte........	2 onces	(48 gram.).
Sel amer	6 drach.	(18 gr.).
Séné................	1/2 once	(12 gr.).
Eau	4	(96 gr.).

Faites infuser le séné dans l'eau bouillante, puis dissolvez la manne et le sel amer, et passez à la toile.

On l'emploie comme purgatif léger dans l'embarras des intestins et la constipation.

A défaut de manne, on doublera la dose de séné.

311. Potion purgative majeure.
Pozione purgativa maggiore.
Mouchel chedid.

Séné...............	6 drach.	(18 gram.).
Sel amer............	6	(18 gr.).
Jalap...............	20 grains	(1 gr.).
Eau................	4 onces	(96 gr.).

Faites infuser le séné dans l'eau bouillante, dissolvez le sel amer, passez à la toile, et ajoutez le jalap en poudre.

Ce purgatif s'emploie dans les mêmes cas que le précédent, mais son action est plus forte.

312. Potion anti-gonorrhéique.
Pozione di balsamo di copaibu.
Guiourah modadé lel-frangui.

Baume de copahu......	2 onces	(48 gram.).
Jaune d'œuf.... n° 1.		
Eau................	4	(96 gr.).
Sirop de sucre.......	1	(24 gr.).
Alcool de menthe.....	20 gouttes	(1 gr.).

Mêlez exactement, dans un mortier, le copahu et le jaune d'œuf; ajoutez-y peu à peu l'eau, puis le sirop et l'alcool de menthe.

A défaut d'œuf, on mettra deux drachmes de gomme arabique en poudre.

Cette potion se prend en une seule dose. On l'emploie dans les gonorrhées aiguës et chroniques.

313. POTION ASTRINGENTE.
Pozione astringente.
Guiourah mokaouie.

Acide sulfurique étendu. . . .	20 gouttes	(1 gram.).
Solution de gomme arabique.	5 onces	(120 gr.).
Sirop de sucre	1	(24 gr.).

Mêlez.

A prendre en une ou deux fois dans les cas de vomissements ou de crachements de sang, ou pour arrêter d'autres hémorragies internes.

314. POTION ANTI-VOMITIVE.
Pozione anti-emetica.
Guiourah modad lel-gaih.

Acide tartrique.	20 grains	(1 gram.).
Sous-carbonate de soude.	20	(1 gr.).
Eau filtrée.	4 onces	(96 gr.).
Sirop de sucre.	1	(24 gr.).

Cette potion se prépare au lit du malade; on l'emploie pour arrêter les vomissements spasmodiques.

On peut, au besoin, la répéter plusieurs fois dans la journée.

BOLS.

Les bols sont des médicaments solides, simples, ou composés, auxquels on donne une forme ronde plus ou moins volumineuse.

315. Bol purgatif.
Boli purgativi.
Habbé mouchéli.

Jalap en poudre........	20 grains	(1 gram.).
Scamonée en poudre....	8	(0,4 gr.).
Miel................	q. s.	

Faites un ou deux bols pour une dose.

316. Bol stomachique.
Boli stomatici.
Habbé mokaouie.

Carbonate de magnésie..	10 grains	(0,5 gram.).
Safran en poudre......	6	(0,3 gr.).
Cannelle en poudre....	4	(0,2 gr.).
Miel................	q. s.	

Faites deux bols, à prendre une heure avant les repas.

On les prescrit pour faciliter la digestion, mais il ne faut pas qu'ils excitent d'irritation dans l'estomac.

317. Bol anthelmintique.
Boli antelmintici.
Bolhouha taardé lel-doud.

Semen-contra en poudre..	20 grains	(1 gram.).
Camphre doux en poudre.	6	(0,3 gr.).
Mercure doux en poudre..	4	(0,2 gr.).
Miel................	q. s.	

Faites un bol.

On l'emploie comme vermifuge.

318. Bol anti-blennorragique.
Boli di balsamo di copaiba ou *copahu.*
Bolhouha modaddi lel-sayalan el-abiad.

Baume de copahu......	3 drach.	(9 gram.).
Poivre cubèbe.........	3	(9 gr.).
Mucilage..............	q. s.	

Faites seize bols, à prendre en quatre doses, de quatre en quatre heures, pendant six ou huit jours.

Employé contre les écoulements chroniques qui résistent au traitement anti-phlogistique.

On ne doit user de ce moyen que lorsque l'estomac est en bon état; s'il est irrité, ou qu'il y ait fièvre, il faut l'exclure.

AUTRE PRÉPARATION.

Copahu solidifié par la magnésie. 1/2 onc. (12 gram.).

Faites seize bols, à prendre de la même manière; ces bols s'emploient avec autant d'avantage que les précédents.

PILULES.

Les pilules sont des médicaments comme les précédents, mais de moindre volume, et qui n'excèdent guère six grains.

319. Pilules purgatives.
Pillole purgative.
Hoboub moshélé.

Aloès succotrin.......	1/2 drach.	(2 gram.).
Rhubarbe............	1/2	(2 gr.).
Mucilage............	q. s.	

Faites vingt-quatre pilules, dont on prend deux le matin et deux le soir.

Employées par les personnes habituellement constipées.

320. PILULES PURGATIVES VERMIFUGES.
Pillole purgative vermifugi.
Hoboub mouchélé moddada lel-doud.

Proto-chlorure de mercure. 20 grains (1 gram.).
Poudre de réglisse....... 20 (1 gr.).
Mucilage............... q. s.

Faites six pilules; en prendre en partie ou en totalité, selon l'effet plus ou moins purgatif qu'elles produisent.

321. PILULES ANTI-SPASMODIQUES.
Pillole anti-spasmodiche.
Hoboub moddada lel-garab.

Assa fœtida......... 10 grains (0,5 gram.).
Mucilage.......... q. s.

Faites deux pilules, à prendre une le matin et l'autre le soir.

On les emploie dans les affections nerveuses.

322. PILULES OPIACÉES.
Pillole oppiate.
Hoboub afiouni.

Extrait d'opium....... 1 grain (0,5 gram.).
Réglisse en poudre..... 2 (1 gr.).
Miel................ q. s.

Faites une pilule.

Employées comme calmant et somnifère; on les prend le soir.

323. Pilules savonneuses.
Pillole saponacee.
Hoboub sabounié.

Savon médicinal...........	20 grains	(1 gram.).
Nitre....................	2	(0,1 gr.).
Gomme arabique en poudre..	4	(0,2 gr.).
Miel.....................	q. s.	

Ramollissez le savon avec quelques gouttes d'huile; ajoutez le nitre, la gomme et le miel.

Excitantes et légèrement laxatives; on s'en sert pour déterminer une révulsion dans le tube intestinal et dans les cas d'engorgement chronique du foie et de la rate et des glandes mésentériques.

324. Pilules calmantes de digitale.
Pillole calmanti di digitale.
Hoboub mokaouané min el-digitalié.

Digitale pourprée.........	2 grains	(0,1 gram.).
Gomme arabique en poudre.	2	(0,1 gr.).
Sirop..................	q. s.	

Faites une pilule, à prendre le soir.

Ces pilules se donnent dans les affections du cœur compliquées d'hydropisie générale ou partielle; on les administre aussi dans les crachements de sang, mais après avoir fait usage des saignées. On en obtient encore de bons effets contre les accès d'asthme, et on les a vantées dans le traitement de la manie.

325. Pilules diurétiques avec la scille.
Pillole squillitiche.
Hoboub moudera men bassal el-ounsoul.

Scille en poudre......	6 grains	(0,3 gram.).
Réglisse.............	6	(0,3 gr.).
Miel................	q. s.	

Faites deux pilules, à prendre l'une le matin, l'autre le soir. On les emploie particulièrement dans les cas de leucophlegmasie générale et d'œdème partielle, dans l'hydropisie de poitrine.

326. Pilules mercurielles de Plenk.
Pillole mercuriali di Plenk.
Hoboub zeïbakié.

Mercure gommeux de Plenk.	1/2 drach. (2 gram.).
Miel.................	q. s.

Faites huit pilules, à prendre quatre le matin et quatre le soir. On les emploie dans les maladies vénériennes.

CRÈMES.

Les crèmes sont plutôt des aliments que des médicaments. On les prépare en faisant cuire une certaine quantité de fécule dans l'eau, jusqu'à la consistance d'un sirop épais.

327. Crème de riz.
Crema di riso.
Kechteh rouz.

Farine de riz........	1/2	once	(12 gram.).
Sucre commun......	1/2		(12 gr.).
Eau..............	1/2	livre	(144 gr.).

On délaye la farine dans l'eau, et l'on fait bouillir à un feu lent, en remuant continuellement; puis on ajoute le sucre vers la fin.

On fait encore les crèmes de riz par décoction.

Riz.............	1 1/2	once	(36 gram.).
Eau.............	10		(240 gr.).
Sucre...........	1/2		(12 gr.).

Faites bouillir le riz jusqu'à réduction de cinq onces, passez avec expression et ajoutez le sucre.

Cette crème est plus légère que la précédente.

On prescrit les crèmes comme premiers aliments dans les convalescences.

GARGARISMES.

Les gargarismes sont des médicaments liquides, destinés spécialement aux maladies de la bouche et de la gorge; ils ont pour véhicule des infusions, des décoctions, avec addition de sirop de miel et de diverses substances qui leur donnent des propriétés différentes.

Il faut recommander aux malades de ne point agiter le gargarisme dans la bouche, comme ils ont l'habitude de le faire, mais de le laisser reposer sur la partie malade.

328. GARGARISME ADOUCISSANT.
Gargarismo emolliente dolcificante.
Gargarah molaïné.

Décoction de lin......	1/2 livre	(144 gram.).
Sirop de miel........	1	(24 gr.).

Mêlez le sirop de miel à la décoction. On l'emploie dans l'inflammation de la bouche et du gosier.

329. GARGARISME DÉTERSIF.
Gargarismo detersivo.
Gargarah monazeffé.

Décoction d'orge.....	1/2 livre	(144 gram.).
Acide sulfurique étendu.	20 gouttes	(1 gr.).
Sirop de miel...... ..	1 once	(24 gr.).

Employé dans les angines gangréneuses, et dans les ulcérations consécutives. On peut, suivant la prescription, aciduler ce gargarisme avec une once de vinaigre; il prendra alors le nom d'*acidulé*.

330. GARGARISME CALMANT.
Gargarismo calmante.
Gargarah mossakéné.

Décoction de lin....	1/2 livre	(144 gram.).
Sirop de miel......	1 once	(24 gr.).
Teinture d'opium...	20 gouttes	(1 gr.).

Mêlez.

On l'emploie dans les inflammations de la bouche et de la gorge, accompagnées de douleurs violentes.

331. GARGARISME ASTRINGENT.
Gargarismo astringente.
Gargarah kabdah.

Décoction d'orge.....	1/2 livre	(144 gram.).
Sirop de miel.......	1 once	(24 gr.).
Alun..............	1/2 drach.	(1,5 gr.).

Faites dissoudre l'alun dans la décoction, et ajoutez-y le sirop de miel.

Employé dans les ulcérations fongueuses et baveuses de la bouche.

332. GARGARISME ANTI-SCORBUTIQUE.
Gargarismo anti-scorbutico.
Gargarah moddada lel-haffer.

Décoction d'orge.....	1/2 livre	(144 gram.).
Teinture de quinquina.	3 drach.	(9 gr.).
Teinture de myrrhe . .	3	(9 gr.).
Sirop de miel.......	1 once	(24 gr.).

Mêlez.

Employé dans le scorbut, et dans les affections gangréneuses de la bouche.

333. GARGARISME ANTI-VÉNÉRIEN.
Gargarismo anti-sifilitico.
Gargarah moddada lel-afrangui.

Décoction d'orge......	4 onces	(96 gram.).
Sirop de miel........	1	(24 gr.).
Liqueur de Vanswieten.	1	(24 gr.).

On l'emploie dans les aphthes et ulcères vénériens de la bouche et du gosier, en ayant soin de recommander aux malades de ne point avaler le liquide.

334. GARGARISME CONTRE LE PTYALISME.
Gargarismo contro il ptialismo.
Gargarah moddada le efraze el-lohab.

Huile de térébenthine.....	2 drach.	(6 gram.).
Gomme arabique en poudre.	2	(6 gr.).
Eau..................	1/2 livre	(144 gr.).
Sirop de miel...........	1 once	(24 gr.).

Triturez la gomme, l'essence et le miel, dans un mortier de marbre ou de verre, et ajoutez l'eau peu à peu.

Chaque fois qu'on se sert de ce médicament, il faut avoir soin de remuer la bouteille qui le contient.

AUTRE.

Noix de galle contuses..	1 drach.	(3 gram.).
Eau................	1/2 livre	(144 gr.).
Sirop de miel........	1 once	(24 gr.).

Faites infuser la noix de galle pendant vingt minutes dans l'eau bouillante, passez et ajoutez le sirop de miel.

Ces gargarismes sont employés contre les salivations mercurielles.

COLLUTOIRES.

Les collutoires sont des médicaments liquides plus ou moins composés, de peu de volume, et qui, pour la plupart, ont pour véhicule le miel ou le sirop.

On les emploie ordinairement dans les maladies de la bouche.

335. Collutoire alcalin.

Collutorio alcalino.

Madmadah kalaouié.

Carbonate de potasse... 20 grains (1 gram.).
Sirop de miel......... 1 once (24 gr.).

Faites dissoudre l'alcali dans le sirop.

336. Collutoire avec l'acide hydrochlorique.

Collutorio muriatico.

Madmadah bi hamedd el-idroclorik.

Acide hydrochlorique.... 1 drach. (3 gram.).
Sirop de miel........... 1 once (24 gr.).

Mêlez exactement.

Ces collutoires sont employés dans les cas d'ulcères chroniques, et dans les aphthes de la bouche. On les administre au moyen d'une barbe de plume ou d'un pinceau fait de charpie.

Le premier de ces collutoires est le plus détersif, et on le prescrit de préférence dans les maladies indolentes.

337. Collutoire opiacé.

Collutorio oppiato.

Madmadah mafiouné.

Teinture d'opium..... 20 gouttes (1 gram.).
Sirop de miel........ 1 once (24 gr.).

Mêlez comme ci-dessus.

Calmant; on l'emploie dans les mêmes cas que les précédents, mais préférablement lorsqu'il y a douleur ou irritation.

338. COLLUTOIRE ASTRINGENT.
Collutorio astringente.
Madmadah kabdah.

Alun .... 1/2 drach. (1,5 gram.).
Sirop de miel........ 1 once (24 gr.).

Faites dissoudre l'alun dans la plus petite quantité d'eau possible, puis ajoutez le sirop.

Astringent et styptique; on l'emploie dans les cas d'ulcération de l'intérieur de la bouche, lorsque la superficie des ulcères est sanguinolente et baveuse.

INJECTIONS.

Les injections sont des médicaments liquides qu'on introduit au moyen d'une seringue dans le conduit auditif externe, le canal de l'urètre, le vagin, les conduits fistuleux, les kystes, et la tunique vaginale dans l'opération de l'hydrocèle.

339. INJECTION ÉMOLLIENTE.
Injezione emolliente.
Hokné molaïné.

Décoction de lin ou de mauve. 1/2 livre (144 gram.).

On l'emploie dans les cas d'irritation des conduits naturels.

340. INJECTION ANODINE.
Injezione anodina.
Hokné mossakéné.

Décoction émolliente simple. 1/2 livre (144 gram.).
Teinture d'opium. .... 1 1/2 drac. (4,5 gr.).

On l'emploie dans les cas de blennorragie; on la répète plusieurs fois par jour.

341. INJECTION DÉTERSIVE.
Injezione detersiva.
Hokné monazeffé.

Sulfate de zinc....... 20 grains (1 gram.).
Teinture d'opium..... 20 gouttes (1 gr.).
Eau distillée......... 1/2 livre (144 gr.).

Faites dissoudre le sulfate de zinc dans l'eau, et ajoutez l'opium.

On l'emploie dans les cas de blennorragie urétrale.

342. INJECTION ASTRINGENTE.
Injezione astringente.
Hokné kabdah.

Sel de Saturne....... 20 grains (1 gram.).
Eau distillée......... 1/2 livre (144 gr.).

Mêlez.

On l'emploie dans les mêmes cas que la précédente, et elle est un peu plus active.

AUTRE.

Sulfate de zinc....... 20 grains (1 gram.).
Teinture d'opium.... 20 gouttes (1 gr.).
Eau filtrée.......... 1/2 livre (144 gr.).

Même emploi, souvent avec plus de succès.

343. INJECTION ANTI-VÉNÉRIENNE.
Injezione anti-sifilitica.
Hokné moddada lel-afrangui.

Liqueur de Vanswieten... 1/2 livre (144 gram.).

Employée surtout pour les femmes, dans les cas d'ulcères syphilitiques du vagin.

344. INJECTION IRRITANTE.
Injezione irritante.
Hokné mohaïgué.

Vin rouge.......... 1 livre (288 gram.).

Faites chauffer jusqu'à température de 40 degrés.

On l'emploie dans les blennorragies, pour stimuler la membrane muqueuse urétrale, ou pour irriter l'intérieur des kystes, ou de quelques-uns des conduits fistuleux; mais on s'en sert plus particulièrement pour déterminer l'inflammation adhésive de la tunique vaginale dans l'opération de l'hydrocèle.

On peut remplacer le vin par un mélange de trois parties d'eau et d'une partie d'esprit de vin rectifié.

345. INJECTION SAVONNEUSE.
Injezione saponacea.
Hokné sabounié.

On agite un morceau de savon dans quelques onces d'eau, jusqu'à ce que cette dernière soit très-blanche.

Employée pour nettoyer le conduit de l'oreille et le débarrasser du serumen qui nuit souvent à l'ouïe.

LAVEMENTS.

Les lavements sont des médicaments liquides qu'on introduit par l'anus, au moyen d'une seringue; ils ont pour but d'agir par leur action médicamenteuse, ou de produire une évacuation active.

346. LAVEMENT ÉMOLLIENT.
Lavativo emolliente.
Hokné molaïné.

Décoction émolliente simple. 2 livres (576 gram.).

Employé fréquemment pour calmer l'irritation des gros intestins.

347. LAVEMENT LÉNITIF.
Lavativo lenitivo.
Hokné morattébé.

Décoction émolliente simple. 2 livres (576 gram.).
Huile d'olive . . . . 4 onces (96 gr.).

Même emploi, à peu près, que le précédent.

348. LAVEMENT LAXATIF.
Lavativo lassativo.
Hokné . . . .

Eau . . . . 2 livres (576 gram.).
Feuilles de séné . . . . . . 6 drach. (18 gr.).
Sel amer . . . . 1/2 once (12 gr.).

Faites infuser le séné dans l'eau bouillante, passez à la toile, puis dissolvez le sel amer.

On l'emploie dans la constipation, ou pour déterminer une légère irritation de la muqueuse des gros intestins.

349. LAVEMENT PURGATIF.
Lavativo purgativo.
Hokné mouchélé.

Feuilles de séné . . . . 6 drach. (18 gram.).
Sel amer . . . . 6 (18 gr.).
Tartre émétique . . . . 4 grains (0,2 gr.).
Eau . . . . 2 livres (576 gr.).

Faites infuser le séné dans l'eau bouillante pendant un quart d'heure, passez à la toile, puis dissolvez le sel amer et le tartre émétique.

Employé dans les mêmes cas que les précédents; il est plus énergique comme évacuant, ou pour produire une irritation révulsive sur les gros intestins.

350. Lavement anodin.
Lavativo anodino.
Hokné mossakéné.

Décoction émolliente simple. 2 livres (576 gram.).
Teinture d'opium .... 1/2 drach.(1,5 gr.).

Mêlez.

Employé lorsqu'il y a douleur dans l'intestin, ou dans les viscères contigus.

351. Lavement avec l'amidon.
Lavativo con amido.
Hokné néchaïé.

Décoction émolliente simple. 2 livres (576 gram.).
Amidon................ 1/2 once (12 gr.).

Délayez l'amidon dans la décoction chaude.

Employé dans la dyssenterie.

352. Lavement fébrifuge.
Lavativo febrifugo.
Hokné moddada lel-hommé.

Décoction de quinquina.. 2 livres (576 gram.).

On l'emploie dans les fièvres intermittentes, lorsque l'irritation de l'estomac ne permet pas de prendre le quinquina par la bouche.

353. Lavement vermifuge.
Lavativo vermifugo.
Hokné tardé lel-doud.

Décoction d'écorce de racine de grenadier, 2 livres (576 grammes).

Employé dans le cas où l'on suppose l'existence de vers dans les gros intestins.

354. Lavement de tabac.
Lavativo con tabacco.
Hokné el-doukhân.

Feuilles de tabac....... 5 drach. (15 gram.).
Eau.................. 2 livres (576 gr.).

Faites une décoction et passez.

Administré dans le cas d'asphyxie causée par la submersion, pour réveiller la sensibilité chez les personnes qui paraissent entièrement privées de la vie; on rend l'action de ce médicament plus énergique par l'addition de 2 à 4 grains d'émétique.

MÉDICAMENTS EXTERNES.

COLLYRES.

Les collyres sont des médicaments qui s'appliquent sur les yeux; ils sont ou liquides ou solides : les premiers se composent ordinairement d'infusions, de décoctions, ou d'eaux distillées avec addition de différentes substances; les seconds sont formés de poudres simples ou composées, qu'on injecte entre les paupières et le globe de l'œil.

355. Collyre émollient.
Collirio emolliente.
Catra molaïné.

Feuilles de mauve...	2 drach.	(6 gram.).
Eau filtrée	1/2 livre	(144 gr.).

Faites bouillir pendant un quart d'heure, et passez à la toile.

Ce collyre est indiqué dans les ophtalmies légères.

356. Collyre anodin.
Collirio anodino.
Catra mossakéné.

Têtes de pavot, n° 2.		
Eau.............	1/2 livre	(144 gram.).
Teinture d'opium...	20 gouttes	(1 gr.).

Faites bouillir les têtes de pavot pendant dix minutes; passez à la toile, et, lorsque la décoction est refroidie, ajoutez la teinture d'opium.

Ce collyre s'emploie dans les ophtalmies accompagnées de douleurs violentes.

AUTRE.

Extrait de belladone....	4 grains	(0,2 gram.).
Opium	2	(0,1 gr.).
Infusion de jusquiame..	5 onces	(120 gr.).

Délayez les extraits dans l'infusion de jusquiame.

Employé dans les ophtalmies aiguës avec constriction spasmodique des paupières.

357. Collyre détersif.
Collirio detersivo.
Catra monazeffé.

Sulfate de zinc....... 10 grains (0,5 gram.).
Infusion de sureau.... 4 onces (96 gr.).

Faites dissoudre le sulfate de zinc.

Employé au commencement de l'ophtalmie, ou lorsque l'inflammation a diminué.

358. Collyre cathérétique.
Collirio di nitrato d'argento.
Catra gahanamié.

Nitrate d'argent...... 1 grain (0,05 gram.).
Eau distillée......... 1 once (24 gr.).

Faites dissoudre et mêlez.

Employé dans les ophtalmies purulentes.

AUTRE.

Potasse caustique...... 2 grains (0,1 gram.).
Eau distillée.......... 1 once (24 gr.).

Faites dissoudre.

Employé contre les taies.

359. Collyre astringent.
Collirio astringente.
Catra kabdah.

Sel de Saturne........ 2 grains (0,1 gram.).
Eau distillée.......... 4 onces (96 gr.).

Faites dissoudre et mêlez.

Comme le précédent; un peu plus astringent.

On l'oppose à l'afflux des liquides dans les vaisseaux capillaires.

AUTRE DIT DU LUXOR.

Sulfate de zinc	5 drach.	(15 gram.).
Sulfate d'alumine....	5	(15 gr.).
Eau distillée	2 1/2 onces	(60 gr.).

Ce collyre, très-actif, s'emploie au début des ophtalmies, quand il n'y a pas encore de douleurs, ou quand celles-ci sont passées à l'état chronique.

On en introduit, soir et matin, une ou deux gouttes dans l'œil malade. La vive douleur produite cesse après quelques minutes, ou une demi-heure au plus; on l'a même employé avec succès dans l'état d'acuité: mais si, après une première ou deuxième application, l'œil s'irritait davantage, il faudrait en cesser l'emploi.

360. COLLYRE ANTI-SYPHILITIQUE.
Collirio anti-sifilitico.
Catra moddada lel-afrangui.

Sublimé corrosif....	8 grains	(0,4 gram.).
Eau de rose........	2 1/2 onces	(60 gr.).

Dissolvez.

Employé dans les ophtalmies syphilitiques chroniques.

LOTIONS.

Les lotions sont des médicaments liquides qui servent à laver une partie du corps au moyen d'un linge ou d'une éponge.

361. LOTION HYDROSULFUREUSE.
Lozione idrosolforosa.
Gaz hydrogéné mokabrat.

Sulfure de potasse....	1/2 once	(12 gram.).
Acide sulfurique étendu.	1/2	(12 gr.).
Eau commune.......	2 livres	(576 gr.).

Faites dissoudre le sulfure de potasse dans l'eau, puis ajoutez peu à peu l'acide sulfurique.

Employé particulièrement contre la gale.

FOMENTATIONS.

Médicament liquide qu'on applique sur une partie plus ou moins étendue du corps, au moyen d'un morceau de flanelle ou de toile plié en deux.

La base des fomentations est l'eau, l'huile, le vin, l'alcool, etc., selon le but que le médecin se propose. Chacun de ces liquides peut, à l'occasion, tenir en suspension des principes émollients, aromatiques, toniques ou astringents.

362. FOMENTATION ÉMOLLIENTE.
Fomentazione emolliente.
Tabkhir molaïné.

Décoction émolliente simple...... q. s.

Employée dans l'inflammation abdominale ou autre, pour produire l'effet d'un bain local.

363. FOMENTATION CALMANTE.
Fomentazione calmante.
Tabkhir mossakéné.

Décoction émolliente simple. 3 liv. (864 gram.).
Têtes de pavot contuses.... n° 3.

Faites bouillir pendant un quart d'heure, et passez à la toile.

On la préfère à la précédente, attendu qu'elle est légèrement narcotique, et propre à diminuer la susceptibilité nerveuse.

364. FOMENTATION TONIQUE.
Fomentazione tonica.
Tabkhir mokaouiéh.

Sauge ou romarin..... 1/2 once (12 gram.).
Eau commune....... 2 livres (576 gr.).

Faites infuser la sauge dans l'eau pendant un quart d'heure, et passez. On l'emploie sur les parties où il est nécessaire de ranimer les propriétés vitales.

365. FOMENTATION ASTRINGENTE.
Fomentazione astringente.
Tabkhir kabdah.

Écorce de grenade..... 1 once (24 gram.).
Eau................. 3 livres (864 gr.).
Alcool camphré....... 1 once (24 gr.).

Faites bouillir l'écorce de grenade jusqu'à réduction de 2 livres, et, lorsqu'elle est refroidie, ajoutez l'alcool camphré.

Elle est d'une utile application, lorsqu'il s'agit de stimuler légèrement une partie quelconque; son énergie peut être augmentée par l'addition de l'acétate de plomb, des sulfates de zinc ou d'alumine.

366. Fomentation sinapisée.
Fomentazione sinapisata.
Tabkhir khardali.

Moutarde en poudre...	4 onces	(96 gram.).
Eau tiède............	2 livres	(576 gr.).

Laissez pendant un quart d'heure en infusion, et passez

Cette fomentation se fait avec des pièces de laine ou de toile imbibées du liquide.

Elle agit comme révulsif à la manière des sinapismes ; elle a une action plus prolongée, et d'autant plus puissante, qu'elle embrasse une plus grande surface de la peau.

367. Fomentation résolutive.
Fomentazione resolutiva.
Tabkhir mohallélé.

Extrait de Saturne	1 once	(24 gram.).
Eau commune........	2 livres	(576 gr.).

Mêlez.

Employée dans les contusions ou dans la brûlure au premier degré.

LINIMENTS.

Les liniments sont des médicaments composés de diverses substances, et qui ont généralement l'huile pour base. On les emploie en frictions.

368. LINIMENT STIMULANT.
Linimento stimulante, o volatile.
Dahan monabbé.

Ammoniaque liquide....	2 drach.	(6 gram.).
Huile d'olive..........	1 once	(24 gr.).

Mêlez exactement.

Excitant et résolutif, employé dans les rhumatismes.

L'ammoniaque étant volatile, on doit boucher la bouteille avec du liége.

369. LINIMENT CAMPHRÉ.
Linimento canforato.
Zeyt cafouri.

Camphre............	1 drach.	(3 gram.).
Huile d'olive..........	1 once	(24 gr.).

Faites dissoudre le camphre dans l'huile.

Résolutif et anti-spasmodique.

370. LINIMENT EXCITANT.
Linimento eccitante.
Dahan mohaigué.

Teinture de cantharides..	2 drach.	(6 gram.).
Huile d'olive............	1 once	(24 gr.).

Mêlez.

L'énergie de ce liniment est bien supérieure à celle des précédents; au moyen des frictions, il produit de la rougeur à la peau, et quelquefois des phlyctènes.

On l'emploie dans les douleurs rhumatismales chroniques, musculaires, ou articulaires. Il faudrait s'en abstenir dans le cas où les voies urinaires seraient affectées d'irritation.

371. LINIMENT OPIACÉ.
Linimento oppiato.
Zeyt afiouni.

Extrait d'opium pulvérisé.	4 grains	(0,2 gram.).
Huile................	1 once	(24 gr.).

Mêlez.

On l'emploie lorsque de violentes douleurs se font sentir dans quelques parties du corps.

372. LINIMENT MERCURIEL.
Linimento mercuriale.
Zeyt zeibaki.

Huile d'olive...........	2 onces	(48 gram.).
Ammoniaque...........	1 drach.	(3 gr.).
Onguent mercuriel double.	1	(3 gr.).

Délayez l'onguent mercuriel dans l'huile; mettez dans la bouteille, ajoutez l'ammoniaque et bouchez avec du liége.

Employé pour hâter la résolution des bubons vénériens.

On peut modifier les propriétés de ces différents liniments, en combinant entre elles les diverses substances qui entrent dans leur composition; ainsi le liniment peut être ammoniacal et camphré, camphré et opiacé, etc., en ajoutant les doses prescrites pour ces médicaments.

BAINS.

On donne le nom de bain à un liquide dans lequel on tient submergé le corps, ou une partie du corps, pendant un temps plus ou moins long.

Il y a plusieurs espèces de bains, parmi lesquels on distingue les bains médicamenteux généraux ou locaux.

Les bains médicamenteux sont émollients, aromatiques, sulfureux, mercuriels.

Il y a des cas où il convient de prescrire les bains locaux : par exemple, lorsqu'il s'agit de ramollir les parties tuméfiées et douloureuses, ou lorsqu'il est nécessaire de déterminer une congestion locale, ce qui a lieu au moyen des pédiluves et des demi-bains.

373. Bain émollient.
Bagni emollienti.
Hammam molaïné.

Décoction de plantes émollientes. q. s.

Employé comme adoucissant dans les phlegmasies cutanées.

374. Bain aromatique.
Bagni aromatici.
Hammam etri.

Infusion de plantes aromatiques.... q. s.

Employé dans les affections rhumatismales, et pour donner du ton à la peau.

375. BAIN HYDROSULFUREUX.
Bagni idrosulfurosi.
Hammam cabriti.

Sulfure de potasse...... 4 onces (96 gram.).
Eau................ q. s.

Employé contre la gale et les dartres.

376. BAIN MERCURIEL.
Bagni mercuriali.
Hammam zeibaki.

Sublimé corrosif....... 1/2 once (12 gram.).
Eau................. q. s.

Employé dans les affections vénériennes, lorsque l'estomac ne peut pas supporter le mercure.

377. PÉDILUVE, OU BAIN DE PIEDS SINAPISÉ.
Piediluvii sinapisati.
Hammam gadami khardali.

Moutarde en poudre.... 4 onces (96 gram.).
Eau tiède............ q. s.

CATAPLASMES.

Les cataplasmes sont des médicaments qu'on emploie à l'extérieur, sous la forme d'une pâte molle; ils se composent de plusieurs substances qui leur donnent des propriétés diverses.

378. CATAPLASME ÉMOLLIENT.
Cataplasma emolliente.
Labkah molaïné.

Farine de lin............. } q. s.
Eau................. }

Délayez la farine de lin dans l'eau; faites bouillir quelques instants, en remuant continuellement jusqu'à consistance voulue.

On l'applique sur les tumeurs inflammatoires externes; il agit aussi par contiguïté, lorsqu'on le met sur une partie où il existe une inflammation profonde de quelque organe; c'est encore un très-bon moyen pour faire couler le sang après l'application des sangsues.

379. CATAPLASME DE PAIN.
Cataplasma di pane.
Labkah el-aeyche.

Pain .... } q. s.
Eau, ou mieux, décoction de mauve. }

Faites tremper le pain dans l'eau pendant quelques heures; malaxez pour rendre la pâte homogène; passez au tamis de crin clair, et faites cuire jusqu'à consistance voulue.

Il a les mêmes propriétés que le précédent.

380. CATAPLASME NARCOTIQUE.
Cataplasma narcotico.
Labkah mokaderah, ou *mossakéné.*

Cataplasme de pain ou de farine de lin. q. s.
Teinture d'opium, selon l'ordonnance.

On l'applique sur les parties où il existe une vive inflammation, accompagnée de douleurs violentes.

381. CATAPLASME RÉSOLUTIF.
Cataplasma resolutivo.
Labkah mohallélé.

Cataplasme de pain ou de farine de lin. q. s.
Extrait de Saturne, selon l'ordonnance.

On l'applique dans les cas de contusion avant que l'inflammation soit développée, ou lorsqu'il y a induration des parties.

382. CATAPLASME TONIQUE.
Cataplasma tonico.
Labkah mokaouié.

Cataplasme de pain ou de farine de lin. 3onc.(72 gr.).
Écorce de grenade en poudre...... 3 (72 gr.).
Eau .... q. s.

Mêlez.

Employé dans les mêmes cas que le précédent.

383. CATAPLASME RUBÉFIANT, OU SINAPISME.
Sinapismi.
Labkah khardalié.

Moutarde en poudre.. 1/2 livre (144 gram.).
Eau tiède........... q. s.

On l'applique à nu, à la plante des pieds, aux mollets, à la partie interne des cuisses, et quelquefois sur les points douloureux, dans la pleurésie et la sciatique; il agit comme stimulant et révulsif. Le temps pendant lequel ces topiques doivent séjourner sur les parties, varie de deux à quatre heures.

FUMIGATIONS.

Les fumigations sont des vapeurs médicamenteuses, destinées à former un bain général ou local, au moyen d'appareils particuliers à cet usage. Elles sont fréquemment employées dans les maladies de la peau. On fait aussi des fumigations dont on dirige les vapeurs dans les voies aériennes, au moyen d'un appareil convenable.

Les fumigations peuvent être composées de diverses sortes de médicaments; les plus usitées sont celles qu'on prépare avec le soufre, le cinabre, le mercure, l'alcool, et avec les substances aromatiques.

384. Fumigation désinfectante.
Fumigazione desinfettante.
Tabkhir mozil lel-natan.

Sel marin	4 onces	(96 gram.).
Peroxyde de manganèse	6 drach.	(18 gr.).
Acide sulfurique concentré	2 onces	(48 gr.).
Eau	3	(72 gr.).

Mêlez le sel marin avec le manganèse et l'eau, dans un vase de terre vernissé ou de verre, et ajoutez-y l'acide sulfurique en remuant bien le mélange. Les fumigations servent à purifier l'air dans les salles de malades.

On promène le vase qui contient le mélange dans toutes les parties de la salle, pendant un espace de temps suffisant pour opérer la désinfection sans incommoder les malades, attendu que le chlore qui se dégage produit de l'oppression et de la toux.

Pour désinfecter complétement un local, il faut d'abord l'évacuer, puis fermer les portes et les fenêtres, et exposer au milieu le mélange placé sur un feu doux. Pour désinfecter les vêtements, les objets de couchage, on les étend sur des cordes dans une chambre fermée où l'on a mis le mélange indiqué.

AUTRE.

Chlorure de chaux ou de soude.	1/2 liv.	(144 gram.).
Eau....................	6	(1728 gr.).

Mêlez.

Arrosez avec cette solution les lieux qui doivent être désinfectés.

Si le local est vaste, on emploie une quantité plus considérable de cette solution.

On désinfecte aussi de cette manière les lieux d'aisances, en y jetant quelques livres de cette solution; alors les vidangeurs peuvent y descendre sans danger. On s'en sert encore pour enlever leur odeur aux cadavres en putréfaction.

Cette solution a les mêmes propriétés que les précédentes fumigations.

385. FUMIGATION MERCURIELLE ET ANTI-SYPHILITIQUE.
Fumigazione mercuriale.
Tabkhir zeibaki.

Sulfure rouge de mercure en poudre, 1/2 once (12 grammes).

Employée contre la maladie vénérienne, principalement lorsque cette affection attaque la peau et qu'il y a complication de dartres.

386. FUMIGATION SULFUREUSE ANTI-PSORIQUE.
Fumigazione anti-psorice.
Tabkhir cabriti.

Soufre......... 1/2 once (12 grammes).

Cette fumigation, comme la précédente, se fait en jetant le cinabre ou le soufre sur des charbons ardents, le malade étant placé dans l'appareil fumigatoire ou sur une couverture, la tête à découvert.

Ce moyen est employé contre la gale et les affections dartreuses.

QUATRIÈME PARTIE.

1° Devoirs et attributions des pharmaciens, et instructions aux chirurgiens;
2° État des médicaments, instructions, etc., servant de guide pour dresser les états de demandes, inventaires, etc.;
3° Modèles de pièces de comptabilité, etc.;
4° Tableau comparatif des poids.

DEVOIRS ET ATTRIBUTIONS DES PHARMACIENS AUX ARMÉES, ETC.

Le règlement indique les obligations des pharmaciens; mais, comme cet ouvrage n'est qu'entre les mains d'un petit nombre d'entre eux, et que, d'ailleurs, la position des officiers de santé, en Égypte, n'est pas exactement la même qu'en Europe, nous avons cru devoir réunir et détailler leurs devoirs et leurs attributions.

PHARMACIENS PRINCIPAUX.

Le pharmacien principal, chargé en chef du service pharmaceutique d'une armée, doit correspondre avec le conseil général de santé pour tout ce qui intéresse ses fonctions; il est naturellement, et de droit, membre du conseil de santé de l'armée à laquelle il est attaché. Il y donne son avis sur tout ce qui peut y être décidé; il choisit et place les pharmaciens sous ses ordres; il organise avec ses collègues tous les hôpitaux ou ambulances qu'il fait approvisionner, soit par les moyens qui lui ont été fournis par la pharmacie centrale au Caire, d'après un état de demande (modèle n° 2), état qui doit être signé par les autres membres du conseil, et adressé en double expédition au conseil général, soit au moyen des ressources que le pays pourra lui fournir. Il propose au conseil de santé de l'armée, pour les récompenses ou l'avancement, les pharmaciens qui lui en paraissent les plus dignes, tant par leur savoir que par le zèle, qualité qui, en campagne surtout, est très-méritoire. Ces propositions seront adressées au conseil général. Le pharmacien en chef doit faire, autant qu'il lui est possible, l'inspection du magasin central des hôpitaux de l'armée, des pharmacies et des ambulances; il s'assure, dans ces inspections, si la comptabilité est tenue exactement, et veille à ce qu'elle soit envoyée régulièrement au ministère.

Les pharmaciens principaux étant habituellement chargés, dans les hôpitaux d'instruction, de professer la chimie, la pharmacie, etc., ceux qui sont pourvus de ces emplois doivent porter tous leurs soins à ce que leurs leçons soient faites d'après des méthodes universellement adoptées; qu'elles soient claires et précises de manière à ce que les élèves conçoivent bien, chose dont les professeurs devront s'assurer par des questions fortuites, afin qu'au concours annuel les élèves prouvent qu'ils ont profité des soins qui leur ont été donnés. Ils choisiront toujours pour aides, dans leurs travaux de laboratoire, les jeunes gens les plus instruits : par ce moyen ils récompenseront le talent et donneront de l'émulation.

Le service de la pharmacie centrale est ordinairement confié à un principal, qui, outre l'exactitude et les soins qu'il doit mettre dans ses importants travaux, doit porter toute son attention à économiser les combustibles, chose capitale en Égypte, et veiller attentivement à la conservation des ustensiles, toujours difficiles à renouveler dans un pays éloigné de l'Europe: il ne devra donc confier les opérations délicates qu'à des subordonnés capables de les exécuter.

Quant aux pharmaciens principaux chargés en chef du service pharmaceutique d'un hôpital, leurs attributions rentrent dans celles du major.

MAJORS.

Les majors sont chargés, dans les hôpitaux ou dans les grandes ambulances, du service de la pharmacie; ils sont responsables de tout le matériel; ils entrent en fonctions en faisant un inventaire, en double expédition, de tout ce qu'ils reçoivent, soit de leurs prédécesseurs immédiats, soit d'un délégué de l'autorité qui signe avec eux : une de ces copies est envoyée au conseil général de santé (modèle n° o). Ils préparent ou font préparer, sous leurs yeux, les médicaments nécessaires pour former ou compléter l'approvisionnement de la pharmacie ; ils tiennent un registre où les préparations sont inscrites (modèle n° 4); ils en font un relevé mensuel (modèle n° 5); ils font également chaque mois un relevé et un état des bons de la chirurgie, signé par le chirurgien en chef (modèle n° 10). Ils inspectent les préparations journalières, et dressent, d'après le relevé général de l'aide-major, un état mensuel où la consommation est inscrite jour par jour (modèle n° 11). C'est sur ces documents qu'ils établissent, tous les trois mois, leur comptabilité générale (modèle n° 12), laquelle est envoyée au conseil de santé pour passer au bureau de révision de comptes. Ils ordonnent la récolte des plantes médicinales que produisent les localités qu'ils habitent; ils ont un état de ces récoltes (modèle n° 3), et en envoient copie au conseil général; ils inspectent les cahiers de visite pour juger s'ils sont régulièrement tenus, et si les médecins se renferment dans les limites du formulaire; ils surveillent les aides-majors relativement à la préparation des médicaments, et les sous-aides pour les distributions; ils s'assurent que la garde se monte régulièrement de jour et de nuit; ils doivent tenir la pharmacie, les magasins et le laboratoire avec ordre et propreté; ils s'assurent que les balances et les poids sont justes, et que les vases qui contiennent les médicaments sont exactement étiquetés; ils veillent à ce que l'étamage des ustensiles soit toujours en bon état; ils conservent sous clef les poisons et les substances dangereuses; ils doivent se refuser formellement à ce qu'aucune denrée soit délivrée autrement que sous la forme médicamenteuse. Dans le cas où un médicament viendrait à manquer, ils ne doivent lui en substituer un autre que d'accord avec le médecin en chef, et préviennent le conseil de santé de cette substitution. Ils doivent tenir la comptabilité avec une telle rigueur, qu'elle puisse être vérifiée à chaque instant : pour cela ils doivent souvent faire des inventaires (ce qui est facile quand on a eu le soin de tarer tous les vases qui contiennent les médicaments ou les denrées); ils sont à même, par là, de juger des besoins avant le temps des demandes semestrielles, et d'en faire de supplémentaires : toutes ces demandes se font sur le modèle n° 2, et sont signées par le médecin en chef et adressées en double au conseil de santé. Par ces fréquents inventaires, ils peuvent juger de la détérioration accidentelle ou naturelle des médicaments ou denrées; et alors, par un procès-verbal, signé par le médecin en chef, le nazir et eux, ils en provoquent la mise hors d'emploi auprès du conseil de santé. Ils inspectent, de concert avec le médecin en chef, toutes les parties du service; mais à eux seuls est dévolu tout ce qui a trait à l'hygiène des lieux. Ils font tous les six mois, aussi avec le médecin en chef, un état du personnel où sont inscrits les aides-majors et sous-aides, par ordre de capacité, et avec des notes qui doivent toujours être dictées par la conscience (modèle n° 1). Aux armées, les majors chargés du service correspondent avec le conseil de santé; dans l'intérieur, avec le conseil général.

AIDES-MAJORS.

Le service des aides-majors est plus restreint que celui des majors, à moins, ce qui arrive, qu'ils ne soient en chef; alors ce qui a été dit à l'article *majors* leur est applicable. Les fonctions des aides-majors sont de voir les cahiers de visite, de veiller à ce qu'ils soient écrits lisiblement, pour éviter toute erreur; de faire, d'après les relevés particuliers, reconnus exacts, de chaque sous-aide, un relevé général journalier (modèle n° 9), signé par eux et le médecin en chef, qu'ils remettent au major; de préparer tous les médicaments ordonnés aux visites : chaque médicament doit être placé par eux dans un vase convenable et étiqueté. Ils concourent, d'après les ordres du major, à la préparation de tous les médicaments officinaux. Ils peuvent se faire aider par les sous-aides; ils surveillent la préparation des tisanes, cataplasmes, etc.; ils s'assurent de l'exactitude des distributions et de la garde; ils veillent à la propreté et à l'ordre dans la pharmacie, qui doit être constamment ouverte, et dans le laboratoire; ils dirigent les excursions botaniques pour la récolte des plantes; ils concourent à leur préparation et à leur dessiccation; ils se rendent, à l'heure des visites du soir, à l'hôpital : c'est dans ce moment qu'ils disposent tout ce qui est nécessaire pour les décoctions, infusions, etc., du lendemain, en prenant pour base la consommation du jour.

S'il venait à manquer de sous-aides, les aides-majors

en feront les fonctions; ils sont également tenus, au besoin, de monter la garde.

SOUS-AIDES.

Les sous-aides doivent suivre les visites des médecins, écouter attentivement la prescription qui est faite, et l'écrire sur le cahier (modèle n° 7), d'une manière nette et sans ratures; à leur retour à la pharmacie, ils font le dépouillement de leurs cahiers, et établissent leur relevé (modèle n° 8), ou, s'ils n'en ont pas le temps, un brouillon qui doit cadrer exactement avec la visite du jour. Lorsque l'aide-major a préparé leur appareil, ou qu'ils l'ont fait eux-mêmes sous ses yeux, les sous-aides vont faire la distribution le cahier à la main; ils font prendre devant eux les médicaments qui doivent être pris immédiatement; ils expliquent aux infirmiers de salle l'emploi de ceux qui doivent être administrés par portions dans la journée; ils s'assurent de la distribution des tisanes de leur division, ils les voient mettre dans les vases, qui doivent être étiquetés et numérotés. Dans le cas où le malade se refuse à prendre le médicament qui lui a été prescrit, le sous-aide en prend note pour en rendre compte au médecin de visite. Si le pharmacien ne jugeait pas à propos de faire prendre le médicament ordonné, il consulterait le chirurgien de garde, et rendrait également compte au médecin de visite des motifs qui l'ont déterminé. Les sous-aides reviennent le soir à l'heure de la visite du médecin auquel ils sont attachés, et distribuent les médicaments ordonnés, qu'ils portent le lendemain sur leur relevé, en indiquant, à la colonne d'observations : prescrit de la veille. Cette annotation est également faite sur le cahier. Ils se rendent, tous les matins, dans les salles, une demi-heure avant la visite, soit pour y faire la distribution des remèdes prescrits pour être pris avant la visite, soit pour mettre les cahiers en ordre et y inscrire les entrants.

Lorsqu'ils sont de garde, ils ne doivent pas sortir de l'hôpital; ils suivent les visites extraordinaires qui pourraient être faites par les médecins. Ils préparent et distribuent ce qui y a été ordonné par les chirurgiens de garde; ils en tiennent une note, qu'ils remettent le lendemain au pharmacien de visite. S'ils étaient forcés de suivre deux visites, ils feraient leurs notes sur des cahiers distincts : il en serait de même du relevé. Ils devront, autant que possible, s'exercer aux pansements et à la petite chirurgie, afin de pouvoir aider, ou remplacer au besoin, les chirurgiens aides et sous-aides. Ils vont herboriser lorsqu'ils en reçoivent l'ordre de leurs chefs.

Tous les officiers de santé doivent respect et obéissance à ceux d'un grade plus élevé que le leur, et, à grade égal, à ceux qui ont plus d'ancienneté de service; les chefs, de leur côté, doivent égard et protection à leurs subordonnés, qu'ils pourront toutefois punir des arrêts d'après le règlement.

Les punitions et les motifs qui les ont fait encourir

sont inscrits sur un registre confié au pharmacien chargé du service, qui en envoie un extrait, tous les six mois, au pharmacien en chef de l'armée, ou au conseil général de santé.

OBSERVATIONS GÉNÉRALES.

Dans tous les hôpitaux et corps, la réception et la vérification des médicaments expédiés des pharmacies centrales doivent se faire en présence du médecin en chef et du nazir. Si, par défaut de pharmacien dans un régiment, le service était confié à un chirurgien, il se conformerait à tout ce qui a été dit ci-dessus pour les demandes et la comptabilité.

OBSERVATIONS SUR LE SERVICE DES CHIRURGIENS PAR RAPPORT À LA PHARMACIE.

Les chirurgiens sous-aides n'auront à leur disposition que la quantité d'onguents, emplâtres, huiles, médicaments, linge, charpie, etc., qui leur est nécessaire pour les besoins de quelques jours; ils rangeront ces objets dans une caisse d'appareil; ils auront soin de nettoyer chaque fois la spatule dont ils se seront servis. Les médicaments seront étiquetés, et les onguents seront renfermés dans des boîtes de fer-blanc. On ne donnera aux sous-aides que la quantité d'alcool camphré nécessaire aux pansements du jour. Ils feront nettoyer les vaisseaux servant aux cataplasmes; ils n'emploieront de ces topiques que la quantité nécessaire, et ils les appliqueront eux-mêmes. Les médi-

caments demandés pour les pansements, et non portés sur les cahiers, ne seront délivrés que sur les bons du chirurgien de service visés par le chirurgien en chef; il en sera de même des remèdes internes, qu'un cas imprévu aurait forcé de donner sur le bon d'un sous-aide : ce bon sera visé le lendemain par le chef. La pierre infernale ne sera jamais délivrée qu'au chirurgien en chef.

Les hôpitaux militaires, en Égypte, sont autorisés à recevoir les malades civils, et à délivrer des médicaments pour les officiers et soldats, et pour les indigents qui, quoique malades, ne sont pas susceptibles d'entrer à l'hôpital. Les bons de ces médicaments ne peuvent être faits que par le médecin en chef, ou par les membres du conseil de santé, qui doivent y inscrire les nom, prénoms et qualités du malade. Les chirurgiens sont avertis qu'on ne doit jamais prescrire les médicaments en nature autres que ceux du Formulaire, et que la pharmacie ne fournit ni pots ni bouteilles pour le dehors. Le linge ne sera donné que pour un premier pansement.

Les chirurgiens sous-aides sont tenus de suivre le service de la pharmacie, autant que leur propre service le permettra, et de manière à se mettre à même de remplacer, au besoin, les pharmaciens.

Les chirurgiens devront chercher, autant que possible, tous les moyens d'économiser le linge et la charpie; ils éviteront aussi de couper les compresses. On ne mettra en consommation du linge neuf qu'à défaut de linge relavé.

ÉTAT

DES MÉDICAMENTS, INSTRUMENTS, USTENSILES, OBJETS DE CONSOMMATION ET DENRÉES NÉCESSAIRES À L'APPROVISIONNEMENT, POUR SIX MOIS, DES ÉTABLISSEMENTS, HÔPITAUX ET CORPS CI-APRÈS, ETC.

Nota. Lorsque des maladies régnantes ou des épidémies rendent les dotations des médicaments insuffisantes, il pourra être fait des demandes supplémentaires motivées.

Les hôpitaux d'instruction pourront, outre ce qui est accordé d'après le nombre de leurs malades, demander ce qu'ils croiront nécessaire au service ou à l'enseignement.

CLASSIFICATION.	NOMS DES OBJETS.	HOPITAL de 50 à 100 malades.	HOPITAL de 100 à 200 malades.	HOPITAL de 200 à 300 malades.	HOPITAL de . . .
		Gramm.	Gramm.	Gramm.	Gram
	Gentiane	288	576	1,152	1,7
	Grenadier	576	1,152	2,304	3,4
	Ipécacuana	144	288	576	8
	Idem en poudre	144	288	576	8
	Jalap en poudre	144	288	576	8
	Patience	2,880	5,760	11,520	17,2
	Réglisse	57,600	115,200	230,400	345,6
Racines de	*Idem* en poudre	144	288	576	8
	Rhubarbe	288	576	1,152	1,7
	Idem en poudre	144	288	576	8
	Salsepareille	11,520	23,040	46,080	69,1
	Scille	144	288	576	8
	Idem en poudre	24	48	96	
	Tormentille	288	576	1,152	1,
	Valériane	72	144	288	
Bois de	Gayac râpé	28,800	57,600	115,200	172,
	Cannelle en poudre	24	48	96	
	Grenado	576	1,152	2,304	3,
	Citron	288	576	1,152	2,
Écorces de	Quinquina gris	1,440	2,880	5,760	8,
	Idem en poudre	288	576	1,152	1,
	Idem calisaya	1,440	2,880	5,760	8,
	Idem idem en poudre	288	576	1,152	1,
	Simarouba	576	1,152	2,304	3.
	Absinthe	288	576	1,152	1
	Belladone	288	576	1,152	1
	Capillaire	288	576	1,152	1
	Chicorée sauvage	288	576	1,152	1
	Ciguë	288	576	1,152	1
	Digitale	144	288	576	
	Idem en poudre	24	48	96	
	Guimauve	2,880	5,760	11,520	17
Feuilles de	Jusquiame	288	576	1,152	1
	Mauve	2,880	5,760	11,520	17
	Menthe poivrée	288	576	1,152	1
	Oranger	288	576	1,152	1
	Romarin	288	576	1,152	1
	Sauge	288	576	1,152	1
	Scordium	288	576	1,152	1
	Séné	1,440	2,880	5,760	8
	Tabac	288	576	1,152	1

HOPITAL de 500 à 600 malades.	HOPITAL de 1,000 à 1,200 malades.	HOPITAL D'INFANTERIE.	HOPITAL DE CAVALERIE ou bataillon.	AMBULANCES.	OBSERVATIONS.
Gramm.	Gramm.	Gramm.	Gramm.	Gramm.	
2,304	4,608	″	″	″	
4,608	9,216	″	″	″	
1,152	2,304	″	″	″	
1,152	2,304	144	36	(1) 36	(1) En paquets de 20 grains.
1,152	2,304	144	36	(2) 36	(2) *Idem* de 30 grains.
23,040	46,080	″	″	″	
460,800	921,600	″	″	″	
1,152	2,304	″	″	″	
2,304	4,604	48	12	″	
1,152	2,304	48	12	″	
96,160	184,320	″	″	″	
1,152	2,304	″	″	″	
288	576	″	″	″	
2,304	4,608	″	″	″	
1,152	2,304	″	″	″	
230,400	460,800	14,400	3,456	″	
288	576	″	″	″	
4,608	9,216	″	″	″	
3,456	4,608	″	″	″	
11,520	23,040	1,440	432	″	
2,304	4,608	288	72	″	
11,520	23,040	″	″	″	
2,304	4,608	″	″	″	
4,608	9,216	1,152	288	″	
2,304	4,608	″	″	″	
2,304	4,608	″	″	″	
2,304	4,608	″	″	″	
2,304	4,608	″	″	″	
2,304	3,608	″	″	″	
1,152	2,304	″	″	″	
192	384	48	12	″	
23,040	46,080	″	″	″	
2,304	4,608	″	″	″	
23,040	46,080	″	″	″	
2,304	4,608	″	″	″	
2,304	4,608	″	″	″	
2,304	4,608	″	″	″	
2,304	4,608	″	″	″	
2,304	4,608	″	″	″	
11,520	23,040	2,880	720	″	
2,304	4,608	″	″	″	

CLASSIFICATION.	NOMS DES OBJETS.	HOPITAL de 50 à 100 malades.	HOPITAL de 100 à 200 malades.	HOPITAL de 200 à 300 malades.	HOPITAL de
		Gramm.	Gramm.	Gramm.	Gram
FLEURS ET SOMMITÉS FLEURIES DE.....	Camomille romaine............	576	1,152	2,304	3,
	Idem ordinaire.............	576	1,152	2,304	3,
	Centaurée..................	288	576	1,152	1,
	Guimauve..................	288	576	1,152	1,
	Roses rouges................	288	576	1,152	1,
	Semen-contra...............	48	96	144	
	Safran....................	24	48	96	
	Sureau....................	576	1,152	2,304	3,
SEMENCES DE.....	Noix vomique...............	"	"	"	
	Anis vert..................	288	576	1,152	1,
	Amandes douces.............	576	1,152	2,304	3,
	Lin.......................	14,400	28,800	57,600	86,
	Idem en poudre.............	2,880	5,760	11,520	17,
	Fenouil....................	144	288	576	
	Moutarde (1)...............	28,800	57,600	115,200	172,
	Orge (2)...................	"	"	"	
	Poivre cubèbe...............	1,152	2,304	4,608	6,
	Riz (3)....................	"	"	"	
FRUITS..........	Citrons (4).................	"	"	"	
	Dattes (5)..................	"	"	"	
	Tamarins..................	11,520	23,040	46,080	69,
	Têtes de pavots..............	288	576	1,152	1,
BOLETS, LICHENS, EXCROISSANCES...	Agaric de chêne.............	72	144	288	
	Lichen d'Islande.............	1,152	2,304	4,608	6,
	Noix de galle...............	288	576	1,152	1,
SUCRE ET SUCS SUCRÉS..........	Sucre commun..............	14,400	28,800	57,600	86,
	Idem raffiné...............	"	"	"	
	Miel......................	"	"	"	
	Sirop de miel (6)............	14,400	28,800	57,600	86,
	Idem sudorifique...........	2,880	5,760	11,520	17,
	Manne en sorte..............	2,304	4,608	9,216	13,
GOMMES.........	Gomme arabique............	57,600	115,200	230,400	345,
GOMMES-RÉSINES...	Aloès......................	24	48	96	
	Ammoniaque...............	"	"	"	
	Assa fœtida................	24	48	96	
	Myrrhe....................	"	"	"	
	Scammonée d'Alep...........	24	48	96	
RÉSINES.........	Goudron...................	144	288	576	
	Poix noire..................	"	"	"	
	Idem de résine..............	"	"	"	

HOPITAL de 500 à 600 malades.	HOPITAL de 1,000 à 1,200 malades.	HOPITAL D'INFANTERIE.	HOPITAL DE CAVALERIE ou bataillon.	AMBULANCES.	OBSERVATIONS.
Gramm.	Gramm.	Gramm.	Gramm.	Gramm.	
4,608	9,216	1,152	288	"	
4,608	9,216	"	"	"	
2,304	4,608	"	"	"	
2,304	4,608	"	"	"	
2,304	4,608	"	"	"	
288	576	"	"	"	
192	384	"	"	"	
4,608	9,216	"	"	"	
"	"	"	"	"	
2,304	4,608	"	"	"	
4,608	9,216	"	"	"	
115,200	230,400	2,880	720	"	
23,040	46,080	"	"	"	
1,152	2,304	"	"	"	
230,400	460,800	17,280	4,320	"	(1) On pourra donner de la moutarde en poudre dans quelques cas rares.
"	"	"	"	"	
9,216	18,432	"	"	"	(2) Fourni par le nazir.
"	"	"	"	"	(3) Fourni par le nazir.
"	"	"	"	"	(4) Fourni par le nazir.
"	"	"	"	"	(5) *Idem.*
92,160	184,320	23,040	5,760	"	
2,304	4,608	"	"	"	
576	1,152	144	36	36	
9,216	18,432	"	"	"	
2,304	4,608	"	"	"	
115,200	230,400	14,400	3,456	1,452	
"	"	"	"	"	
"	"	"	"	"	
115,200	230,400	14,400	3,456	"	(6) La pharmacie centrale devra, autant que possible, remplacer le miel par le sirop de miel.
23,040	46,080	"	"	"	
27,648	55,296	2,304	576	"	
460,800	921,600	57,600	7,200	576	
192	384	"	"	"	
"	"	"	"	"	
192	384	"	"	"	
"	"	"	"	"	
192	384	24	6	"	
1,152	2,304	"	"	"	
"	"	"	"	"	
"	"	"	"	"	

CLASSIFICATION.	NOMS DES OBJETS.	HOPITAL de 50 à 100 malades.	HOPITAL de 100 à 200 malades.	HOPITAL de 200 à 300 malades.	HOPITAL de
		Gramm.	Gramm.	Gramm.	Gram
Oléo-résines....	Baume de copahu.............	288	576	1,152	1,7
	Térébenthine...............	288	576	1,152	1,7
Huiles fixes....	Cire jaune (1)...............	96	144	288	5
	Huile d'olives...............	2,880	4,320	5,560	7,2
	Idem de ricin...............	576	1,152	2,304	3,4
Huiles volatiles.	Camphre.....................	48	96	144	2
	Citrons.....................	"	"	"	"
	Laurier-cerise (2)............	"	"	"	"
	Menthe poivrée (3)...........	"	"	"	"
	Térébenthine...............	144	288	576	8
Substances animales........	Axonge ou suif..............	"	"	"	"
	Beurre (4)..................	"	"	"	"
	Cantharides en poudre........	144	288	576	1,1
	Éponges fines...............	72	144	288	5
	Idem préparées à l'eau.........	12	24	48	
	Idem *idem* à la cire........	24	48	96	1
	Ichthyocolle................	"	"	"	"
	Œufs (5)...................	"	"	"	"
	Sangsues (6)...............	"	"	"	"
Substances minérales........	Mercure (7)................	"	"	"	"
	Soufre en poudre............	7,200	14,400	28,800	57,6
	Fleur de soufre..............	288	576	1,152	2,3
	Idem lavées................	36	72	144	2
	Sulfure d'antimoine..........	"	"	"	"
	Verre d'antimoine...........	"	"	"	"
Produits de la fermentation..	Vin blanc..................	"	"	"	"
	Idem rouge.................	1,152	2,304	4,608	6,9
	Vinaigre....................	1,728	2,880	5,760	8,6
	Alcool à 33°................	576	1,152	2,304	3,4
Médicaments composés ou préparés.	Alcool camphré (8)............	5,780	11,520	23,040	34,5
	Vinaigre distillé.............	"	"	"	"
Poudres	Collyre sec..................	72	144	288	4
	Poudre aérophore............	144	288	576	8
	Idem de Dower..............	144	288	576	8
	Mercure gommeux...........	288	576	1,152	1,7
Pilules.........	Mercurielles................	144	288	576	8
Pastilles.......	De Darcet..................	288	576	1,152	1,7
Électuaires......	Diascordium................	144	288	576	8

[HOPITAL] de 500 à 600 malades.	HOPITAL de 1,000 à 1,200 malades.	HOPITAL D'INFANTERIE.	HOPITAL DE CAVALERIE ou bataillon.	AMBULANCES.	OBSERVATIONS.
Gramm.	Gramm.	Gramm.	Gramm.	Gramm.	
12,304	4,608	288	"	"	
12,304	4,608	"	"	"	
864	1,152	144	96	"	(1) La pharmacie centrale fournira le cérat sans eau, et non la cire et l'huile, pour le faire; l'huile accordée ne sera donc employée qu'en potions, lavements et liniments.
8,640	11,520	2,880	576	288	
4,608	9,216	"	"	"	
288	576	96	48	"	
"	"	"	"	"	(2) Ne doit point se donner en substance.
"	"	"	"	"	(3) *Idem* *idem.*
"	"	"	"	"	
1,152	2,304	288	"	"	
"	"	"	"	"	
"	"	"	"	"	(4) Fourni par le nazir.
[1],728	2,304	144	36	36	
864	1,152	72	24	24	
144	192	"	"	"	
288	384	"	"	"	
"	"	"	"	"	
"	"	"	"	"	(5) Fourni par le nazir.
"	"	"	"	"	(6) *Idem* *idem.*
"	"	"	"	"	(7) Comme il est aussi facile d'expédier de la pommade soufrée que de la graisse et du soufre, on enverra toujours de la pommade préparée de la pharmacie centrale, et alors on n'accordera pas du soufre; mais si, dans les lieux trop éloignés du Caire, on pouvait se procurer de la graisse par l'intermédiaire du nazir, alors on demanderait du soufre seulement et point de pommade.
[6],400	115,200	7,200	1,728	1,152	
3,456	4,608	"	"	"	
432	576	"	"	"	
"	"	"	"	"	
"	"	"	"	"	
"	"	"	"	"	
9,216	17,280	864	"	"	
[1],520	23,040	2,880	1,152	"	
[4],608	9,216	"	"	"	
[1],080	92,160	11,520	2,880	576	(8) Comme on donne de l'alcool camphré pour le service chirurgical, l'alcool simple accordé ne sera pas appliqué à cet usage.
"	"	"	"	"	
576	1,152	144	36	(9) 36	
[1],152	2,304	"	"	"	(9) En paquets de 10 grains.
[1],152	1,304	"	"	"	
[4],304	4,608	576	144	"	
[1],152	2,304	"	"	"	
[4],304	4,608	"	"	"	
[1],152	2,304	"	"	"	

CLASSIFICATION.	NOMS DES OBJETS.	HOPITAL de 50 à 100 malades.	HOPITAL de 100 à 200 malades.	HOPITAL de 200 à 300 malades.	HOPITAL
		Gramm.	Gramm.	Gramm.	Gra
EXTRAITS DE.....	Cachou....................	//	//	//	
	Belladone..................	72	144	288	
	Ciguë......................	72	144	288	
	Gentiane...................	144	288	576	
	Jusquiame..................	72	144	288	
	Opium brut.................	72	144	288	
	Opium......................	72	144	288	
	Idem en poudre...............	12	24	48	
	Réglisse...................	1,440	2,880	5,760	8
	Noix vomique...............	6	12	24	
TEINTURES ALCOOLIQUES DE...	Cachou.....................	72	144	288	
	Cannelle...................	72	144	288	
	Cantharides................	144	288	576	
	Digitale...................	72	144	288	
	Iode.......................	72	144	288	
	Gentiane...................	72	144	288	
	Opium (Laudanum liquide)....	576	1,152	2,304	
	Scille.....................	72	144	288	
	Noix vomique...............	12	24	48	
ALCOOLATS DE...	Moutarde...................	288	576	1,152	
	Citrons....................	144	288	576	
	Laurier-cerise.............	6	12	24	
	Menthe poivrée.............	72	144	288	
EAUX DISTILLÉES ET EAUX AROMATIQUES.	Eau distillée..............	//	//	//	
	Idem de fleurs d'oranger.......	288	576	1,152	
	Idem de citrons...............	//	//	//	
	Idem de laurier-cerise.........	//	//	//	
	Idem de menthe poivrée........	//	//	//	
ACIDES..........	Acétique...................	72	144	288	
	Hydrochlorique.............	144	288	576	
	Nitrique...................	144	288	576	
	Sulfurique.................	576	1,152	2,304	
	Tartrique..................	576	1,152	2,304	
ÉTHERS.........	Sulfurique.................	36	72	144	
	Idem alcoolisé (Liqueur anodine)..	144	288	576	
OLÉO-CÉRAT......	Onguent simple.............	14,400	28,800	57,600	8

HOPITAL de 500 à 600 malades.	HOPITAL de 1,000 à 1,200 malades.	HOPITAL D'INFANTERIE.	HOPITAL DE CAVALERIE ou bataillon.	AMBULANCES.	OBSERVATIONS.
Gramm.	Gramm.	Gramm.	Gramm.	Gramm.	
"	"	"	"	"	
576	1,152	72	18	"	
576	1,152	72	18	"	
1,152	2,304	"	"	"	
576	1,152	72	18	"	
576	1,152	144	36	"	
576	1,152	144	36	"	
96	192	24	12	"	
11,520	23,040	2,880	720	576	
48	96	"	"	"	
576	1,152	"	"	"	
576	1,152	"	"	"	
1,152	2,304	288	72	"	
576	1,152	"	"	"	
576	1,152	"	"	"	
576	1,152	"	"	"	
4,608	9,216	1,152	288	144	
576	1,152	"	"	"	
96	192	"	"	"	
2,304	4,608	576	144	"	
1,152	2,304	144	36	"	
48	96	6	2	"	
576	1,152	144	36	"	
"	"	"	"	"	
2,304	4,608	"	"	"	
"	"	"	"	"	
"	"	"	"	"	
"	"	"	"	"	
576	1,152	"	"	"	
1,152	2,304	"	"	"	
1,152	2,304	144	36	"	
4,608	9,216	576	144	"	
4,608	9,216	576	144	144	
288	576	"	"	"	
1,152	2,304	144	72	72	
[illegible]200	230,400	14,400	3,456	576	

CLASSIFICATION.	NOMS DES OBJETS.	HOPITAL de 50 à 100 malades.	HOPITAL de 100 à 200 malades.	HOPITAL de 200 à 300 malades.	HOPITAL
		Gramm.	Gramm.	Gramm.	Gr
	Cantharides (Épispastiques)....	288	576	1,152	1
	Cyrille (1).................	"	"	"	
	Iodurée.....................	"	"	"	
	Hydriodate de potasse iodurée...	"	"	"	
POMMADES DE.....	Mercure.....................	576	1,152	2,304	
	Idem simple (2)............	"	"	"	
	Soufrée.....................	14,400	28,800	57,600	
	Ophtalmique (3).............	"	"	"	
	Noire pour la teigne........	1,440	2,880	5,760	
ONGUENTS........	Basilicum (4)...............	576	1,152	2,304	
	Brun........................	"	"	"	
	Vésicatoire.................	288	576	1,152	
EMPLÂTRES.......	De ciguë....................	144	288	576	
	Diachylon gommé.............	1,152	2,304	4,608	
	De mercure..................	144	288	576	
SPARADRAPS......	Diachylon...................	1,152	2,304	4,608	
	Mercuriel...................	144	288	576	
TAFFET. d'Angl. agglutinatif.	Taffetas d'Angleterre, pièce n° ..	2	4	6	
	Acétate de plomb............	288	576	1,152	
	Sous-acétate de plomb.......	2,880	5,760	11,520	1
	Ammoniaque..................	288	576	1,152	
	Borax.......................	"	"	"	
	Sous-carbonate d'ammoniaque...	"	"	"	
	Idem de magnésie..........	72	144	288	
	Idem de potasse impur.....	"	"	"	
	Idem *idem* purifié........	72	144	288	
	Idem de soude impur.......	"	"	"	
	Idem *idem* purifié........	72	144	288	
PRÉPARATIONS	Bi-carbonate de soude.......	"	"	"	
CHIMIQUES ET SELS.	Beurre d'antimoine..........	12	24	48	
	Sublimé corrosif............	72	144	288	
	Mercure doux................	72	144	288	
	Sel marin purifié...........	"	"	"	
	Idem décrépité.............	"	"	"	
	Hydriodate de potasse.......	24	48	96	
	Sel ammoniaque..............	288	576	1,152	
	Kermès......................	24	48	96	
	Iode........................	12	24	48	
	Nitrate d'argent fondu......	36	72	144	
	Idem *idem* de mercure......	36	72	144	
	Idem de potasse............	288	576	1,152	

[...]de 500 à 600 malades.	HOPITAL de 1,000 à 1,200 malades.	HOPITAL D'INFANTERIE.	HOPITAL DE CAVALERIE ou bataillon.	AMBULANCES.	OBSERVATIONS.
[...]amm.	Gramm.	Gramm.	Gramm.	Gramm.	
2,304	4,608	576	144	"	(1) A faire au fur et à mesure des besoins, et en petite quantité, dans les pharmacies des hôpitaux et des corps.
"	"	"	"	"	
"	"	"	"	"	
"	"	"	"	"	
4,608	9,216	1,152	288	144	
"	"	"	"	"	(2) A faire aux hôpitaux.
[...]5,200	230,400	28,800	7,200	7,200	
"	"	"	"	"	(3) A faire aux hôpitaux.
11,520	230,400	2,880	720	720	
4,608	9,216	1,152	288	"	(4) A faire aux hôpitaux.
"	"	"	"	"	
2,304	4,608	576	144	"	
1,152	2,304	"	"	"	
9,216	18,432	2,304	576	"	
1,152	2,304	"	"	"	
9,612	18,432	2,304	576	576	
2,304	4,608	288	72	"	
16	32	4	1	1	
2,304	4,608	576	144	144	
13,040	46,080	2,880	720	"	
2,304	4,608	576	144	144	
"	"	"	"	"	
"	"	"	"	"	
576	1,152	"	"	"	
"	"	"	"	"	
576	1,152	"	"	"	
"	"	"	"	"	
576	1,152	"	"	"	
"	"	"	"	"	
96	192	"	"	"	
576	1,152	72	18	"	
576	1,152	144	36	"	
"	"	"	"	"	
"	"	"	"	"	
192	288	"	"	"	
2,304	4,608	"	"	"	
192	384	48	12	"	
96	192	"	"	"	
288	576	72	18	18	
288	576	"	"	"	
2,304	4,608	576	144	144	

CLASSIFICATION.	NOMS DES OBJETS.		HOPITAL de 50 à 100 malades.	HOPITAL de 100 à 200 malades.	HOPITAL de 200 à 300 malades.	HOPITAL de [illegible] (colonne coupée)
		Gramm.		Gramm.	Gramm.	Gram
Préparations chimiques et sels. (Suite.)	Sous-carbonate de magnésie calciné		36	72	144	2
	Oxyde de manganèse		288	576	1,152	1,7
	Précipité rouge		144	288	576	8
	Litharge		"	"	"	"
	Pierre à cautère		36	72	144	2
	Savon blanc (1)		"	"	"	"
	Savon médicinal		72	144	288	[illegible]
	Alun		144	288	576	8
	Idem calciné		72	144	288	[illegible]
	Sulfate de cuivre		36	72	144	[illegible]
	Idem de fer		72	144	288	[illegible]
	Idem de magnésie		1,152	2,304	4,608	6,
	Idem de potasse		"	"	"	"
	Idem de quinine		96	192	384	[illegible]
	Idem de zinc		144	288	576	8
	Sulfure de mercure		72	144	288	[illegible]
	Idem de potasse		2,880	5,760	11,520	17,
	Crème de tartre (3)		"	"	"	"
	Idem soluble		2,304	4,608	9,216	13,
	Émétique		72	144	288	[illegible]
Chirurgie	Aiguilles	n^os	25	30	40	
	Épingles	*idem*	500	600	800	1,
	Fil tordu	gram.	96	144	192	[illegible]
	Coton filé	*idem*	96	144	192	[illegible]
	Ruban de fil ou de coton	*idem*	192	288	432	[illegible]
	Attelles à fractures de bras	n^os	12	16	24	
	Idem d'avant-bras	*idem*	12	16	24	
	Idem de cuisses	*idem*	12	16	24	
	Idem de jambes	*idem*	12	16	24	
	Palettes à mains pleines	*idem*	3	5	8	
	Idem à doigts séparés	*idem*	3	5	8	
	Bandes de toile de coton, grandes	*idem*	2,304	4,608	9,216	18,
	Idem moyennes	*idem*	7,200	14,400	28,800	43,
	Idem petites	*idem*	3,456	6,912	14,400	21,
	Compresses grandes	*idem*	4,320	8,640	17,280	28,
	Idem moyennes	*idem*	4,320	8,640	17,280	28,
	Idem petites	*idem*	2,880	5,760	11,520	17,
	Bandages de corps (7)	n^os	10	15	20	
	Linge carré pour plaies de tête	*idem*	6	10	15	
	Écharpes	*idem*	6	10	15	
	Suspensoirs	*idem*	10	15	20	

HOPITAL de 500 à 600 malades.	HOPITAL de 1,000 à 1,200 malades.	HOPITAL D'INFANTERIE.	HOPITAL DE CAVALERIE ou bataillon.	AMBULANCES.	OBSERVATIONS.
Gramm.	Gramm.	Gramm.	Gramm.	Gramm.	
288	576	″	″	″	
2,304	4,608	″	″	″	
1,152	2,304	288	72	″	
″	″	″	″	″	
288	576	72	18	″	
″	″	″	″	″	(1) Fourni par le nazir.
576	1,152	″	″	″	
1,152	2,304	288	72	″	
576	1,152	144	36	36	
288	576	72	18	18	
576	1,152	″	″	″	
9,612	18,432	2,304	576	″	
″	″	″	″	″	
1,152	2,304	192	48	(2) 48	(2) En paquets de 6 grains.
1,152	2,304	288	72	72	
576	1,152	″	″	″	
23,040	46,080	″	″	″	
″	″	″	″	″	(3) La crème de tartre sera toujours fournie soluble
18,432	36,864	4,608	1,152	576	par la pharmacie centrale.
576	1,152	144	36	(4) 24	(4) En paquets de 3 grains.
60	72	25	10	10	
1,200	1,500	600	200	100	
432	576	144	72	48	
432	576	144	72	(5) 48	(5) Pour mèches à sétons.
864	1,152	288	192	(6) 96	(6) Pour fractures.
40	48	16	8	8	
40	48	16	8	8	
40	48	16	8	8	
40	48	16	8	8	
12	16	4	2	2	
12	16	4	2	2	
16,864	43,728	4,608	1,728	864	Tout le linge donné en nombre doit être aussi
7,600	115,200	14,400	4,320	2,304	donné au poids.
8,800	57,600	6,912	2,304	1,152	
7,600	115,200	8,640	2,880	1,728	
7,600	115,200	8,640	2,880	1,728	
3,040	46,080	5,760	2,304	1,440	
40	50	20	10	4	
25	30	10	6	4	
25	30	10	6	4	
30	40	15	12	6	

CLASSIFICATION.	NOMS DES OBJETS.		HOPITAL de 50 à 100 malades.	HOPITAL de 100 à 200 malades.	HOPITAL de 200 à 300 malades.	HOPITAL
	Linge grand pour fanons, coussinets et fractures............	n^{os}	10	15	20	
	Charpie.....................	gram.	2,880	4,320	5,760	7
	Coton cardé..................	idem	48	72	96	
	Étoupe fine (1)...............	idem	1,440	2,880	4,320	5,
	Bandages doubles (2)..........	n^{os}	2	3	4	
	Idem droits...............	idem	2	3	4	
	Idem gauches.............	idem	2	3	4	
	Sondes en gomme élastique (3)..	idem	6	8	12	
	Bougies *idem*.............	idem	6	8	12	
	Idem en boyau............	idem	12	20	25	
CHIRURGIE.......	Cuissarts droits..............	idem	1	2	3	
(Suite.)	*Idem* gauches.............	idem	1	2	3	
	Jambes en bois droites.........	idem	2	3	4	
	Idem gauches.........	idem	2	3	4	
	Caisses d'appareil............	idem	2	3	4	
	Id. d'instruments complètes (4).	idem	1	1	1	
	Idem pour bataillon..........	idem	"	"	"	
	Trousses garnies (5)..........	idem	1	2	2	
	Lancetiers garnis............	idem	1	2	2	
	Seringues grandes............	idem	2	2	3	
	Idem moyennes..........	idem	1	2	2	
	Idem à injections.........	idem	3	4	5	
	Ventouses à corne............	idem	4	6	8	
	Papier gris (6)...............	feuilles	400	600	800	1
	Idem à filtrer.............	idem	50	100	150	
	Ficelle.....................	gram.	72	96	144	
	Étamines de laine............	n^{os}	2	3	3	
	Essuie-mains en toile..........	idem	4	6	8	
	Papier à écrire..............	feuilles	200	300	350	
	Idem royal................	idem	15	25	25	
PHARMACIE.......	Feuilles de visite............	idem	400	800	1,500	1
	Encre......................	gram.	288	576	864	1
	Crayons....................	n^{os}	4	6	8	
	Pains à cacheter............	boîtes	1	2	2	
	Plumes à écrire..............	n^{os}	50	75	100	
	Idem en roseau (7)..........	idem	12	20	25	
	Règles carrées..............	idem	2	2	3	
	Idem plates...............	idem	2	2	3	
	États (8)....................		"	"	"	
CUIVRE JAUNE....	Balances moyennes...........	idem	1	1	1	

… de 500 à 600 malades.	HOPITAL de 1,000 à 1,200 malades.	HOPITAL D'INFANTERIE.	HOPITAL DE CAVALERIE ou bataillon.	AMBULANCES.	OBSERVATIONS.
30	40	15	12	6	
8,640	14,400	4,320	1,440	1,152	
192	288	72	48	24	(1) Pour coussins à fractures, et peut, au besoin, remplacer la charpie.
8,640	11,520	2,880	1,152	576	
6	8	3	2	"	(2) A fournir sur un bon du médecin en chef, qui désignera le nom du militaire qui en aurait besoin, et le corps auquel ce militaire appartient.
6	12	3	2	1	
6	12	3	2	1	
20	24	8	6	4	(3) Assorties.
20	24	8	6	4	*Idem.*
40	50	20	10		*Idem.*
5	6	2	1	"	
5	6	2	1	"	
6	8	3	2	"	
6	8	3	2		
6	12	4	2	"	(4) Ces caisses sont fournies par le gouvernement. Les chirurgiens en chef des hôpitaux et des corps en sont responsables; *l'entretien* est à la charge de *l'État.*
1	1	1	"	"	
"	"	"	1	1	
3	4	2	1	"	*Idem.*
3	4	2	1	"	(5) En dépôt à la pharmacie à la charge des chirurgiens, ainsi que la réparation des instruments qu'elles contiennent.
4	5	2	1	1	
2	3	1	1	"	
6	8	3	2	1	
12	15	6	3	3	
1,200	1,500	500	150	100	(6) Pour pansement et pharmacie.
250	300	100	50		
240	288	96	48	24	
4	6	2	1	"	
10	12	5	3	1	
450	500	250	100	50	(7) Pour les officiers de santé arabes.
30	40	15	15	"	(8) Le nombre des états imprimés et demandés est relatif au nombre des divisions pour les relevés journaliers. Quant aux relevés généraux journaliers, un seul par jour suffit pour la pharmacie et autant pour les aliments. Les états qui ne doivent être faits que tous les semestres ou tous les ans, doivent être demandés en nombre strictement nécessaire, en calculant cependant les cas où ils sont en double ou triple expédition. Quelques feuilles de plus seront toujours accordées pour parer aux accidents.
2,500	5,000	800	300	"	
1,440	1,728	576	288	144	
12	16	6	3	1	
3	4	2	1	"	
150	200	75	25	12	
40	50	20	10	6	
5	6	4	1	"	
5	6	4	1	"	
"	"	"		"	
1	1	1	1		

CLASSIFICATION.	NOMS DES OBJETS.	HOPITAL de 50 à 100 malades.		HOPITAL de 100 à 200 malades.	HOPITAL de 200 à 300 malades.	HOPITAL
Cuivre jaune.....	Balances à grains............	n°s	1	n°s 1	n°s 1	n°s
	Alambics....................	*idem*	1	1	1	
	Bassines contenant de 300 à 400 l.		″	″	″	
	Idem de 200 à 300		″	″	1	
	Idem de 150 à 200	*idem*	1	1	1	
Cuivre rouge....	Poêlons à manche, de 20 livres..	*idem*	1	1	1	
	Idem de 12........	*idem*	1	1	1	
	Idem de 6.........	*idem*	1	1	1	
	Idem de 1.........	*idem*	1	1	1	
	Écumoirs..................	*idem*	1	1	1	
	Entonnoirs assortis...........	*idem*	4	4	5	
	Mesures....................	*idem*	4	4	5	
Fer-blanc........	Seaux pour distributions........	*idem*	3	3	3	
	Passoires..................	*idem*	2	2	2	
Terraille.......	Terrines vernissées...........	*idem*	6	6	8	
	Couteaux...................	*idem*	3	3	4	
	Ciseaux....................	*idem*	2	2	2	
	Mortiers et pilons grands.......		″	″	″	
	Idem moyens.......	*idem*	1	1	1	
	Idem petits........	*idem*	1	1	1	
Fer.............	Pelles.....................	*idem*	1	1	1	
	Pincettes..................	*idem*	1	1	1	
	Spatules assorties............	*idem*	4	5	5	
	Trépieds grands..............	*idem*	1	1	1	
	Idem petits..............	*idem*	1	1	1	
Marbre.........	Mortier avec pilon...........	*idem*	1	1	1	
	Mesures graduées.............	*idem*	6	8	10	
Cristal.........	Flacons à l'émeri, de 4 à 8 livres.	*idem*	4	6	8	
	Entonnoirs.................	*idem*	2	2	3	
Porcelaine......	Mortiers avec pilon...........	*idem*	1	1	1	
Verre...........	Bouteilles assorties...........		″	″	″	
	Idem du pays (1).........	*idem*	200	400	600	
	Spatules assorties............	*idem*	4	4	6	
	Soufflets..................	*idem*	1	1	1	
	Bistortiers.................	*idem*	1	1	1	
	Piluliers..................	*idem*	1	1	1	
Bois............	Carrés pour étamines..........	*idem*	2	2	3	
	Sparadrapiers...............	*idem*	1	1	1	
	Supports pour étamines........		″	″	″	
	Planches à visites............	*idem*	2	3	3	
	Planches à bouteilles..........	*idem*	1	1	1	

HOPITAL de 500 à 600 malades.	HOPITAL de 1,000 à 1,200 malades.	HOPITAL D'INFANTERIE.	HOPITAL DE CAVALERIE ou bataillon.	AMBULANCES.	OBSERVATIONS.
n°s 1	n°s 1	n°s 1	n°s 1	n^os "	
1	1	1	"	"	
1	1	"	"	"	
1	1	"	"	"	
1	1	1	"	"	
1	1	1	1	"	
1	1	1	"	"	
1	1	1	"	"	
1	1	1	1	1	
1	1	1	"	"	
6	8	4	2	1	
6	8	4	2	1	
4	4	3	2	"	
3	3	2	1	"	
10	12	4	2	"	
5	6	3	2	"	
3	4	2	1	"	
1	1	"	"	"	
1	1	1	"	"	
1	1	1	1	"	
1	1	1	"	"	
1	1	1	"	"	
6	8	4	2	1	
1	2	1	1	"	
1	1	1	1	1	
1	2	1	"	"	
16	20	8	4	2	
12	15	4	2	1	
4	6	2	1	"	
1	2	1	1	"	
"	"	"	"	"	
1,200	2,400	400	100	50	(1) Pour la distribution des médicaments.
8	10	4	2	1	
1	1	1	1	"	
1	2	1	"	"	
1	1	1	1	"	
4	6	2	1	1	
1	1	1	"	"	
1	1	"	"	"	
6	8	3	2	"	
2	2	"	"	"	

MODÈLES DE TABLEAUX.

NOTA. Les modèles ne présentent que la forme des états, et non la grandeur qu'ils doivent réellement avoir.

(N° 0.) HOPITAL MILITAIRE

DE

PLACE de | MOIS de

INVENTAIRE GÉNÉRAL[1]

Des médicaments, instruments, ustensiles, objets de consommation et denrées, fait par MM. à la pharmacie de l'hôpital ci-dessus nommé.

CLASSIFICATION.	NOMS DES OBJETS.	Nombre.	Poids.	Bons.	A réparer.	Hors de service.	Prix.	TOTAL.	OBSERVATIONS.

Certifié par les soussignés.

Le 12 .

[1] Suivre, pour l'ordre d'inscription, le grand état des médicaments ci-dessus.

(N° 1.) **HOPITAL MILITAIRE**

DE

PLACE de

SEMESTRE de 12 .

ÉTAT

Nominatif et des mutations des officiers de santé attachés audit établissement pendant le semestre 12 .

NOMS ET PRÉNOMS.	GRADES.	MUTATIONS survenues PENDANT LE SEMESTRE.	NOTES des CHEFS DE SERVICE.

Les officiers de santé en chef.

NOTA. On mettra en tête du tableau : ÉCOLE DE, ou tout autre titre, suivant l'établissement ou le corps.

Le nom des chefs n'est jamais porté, les notes étant inscrites par eux, savoir : celles des chirurgiens, par le médecin en chef, et celles des pharmaciens, par le pharmacien en chef.

On inscrit d'abord les chirurgiens, puis les pharmaciens, toujours d'après leur grade et leur rang d'ancienneté.

(N° 2.) **HOPITAL MILITAIRE**

DE

PLACE
de

Nombre de malades existant.	Fiévreux. Blessés. Galeux et teigneux. Vénériens. Ophtalmiques.		Nombre des malades que peut recevoir l'hôpital.	

ÉTAT

Des demandes de médicaments, instruments, ustensiles, objets de consommation, et denrées pour l'approvisionnement, pendant six mois, dudit établissement.

DÉNOMINATION DES OBJETS.	QUANTITÉS nécessaires au complet.	existantes.	demandées pour complément.	Accordées.	OBSERVATIONS.

Vu par nous, médecin en chef. *Le* 12 .

Le pharmacien en chef.

Les demandes se feront toujours, s'il se peut, les premiers moharrem et redjeb. On n'écrira que sur la moitié de la feuille, l'autre moitié en regard étant destinée à la traduction en arabe; et, si ce sont des officiers de santé arabes qui demandent, ils doivent également laisser la moitié de la feuille en blanc pour la traduction en français ou en italien.

Quant aux objets nécessaires aux démonstrations, ils sont fournis sur la demande des professeurs respectifs, par le pharmacien en chef, et sur bon. La comptabilité de ces objets doit être distincte de celle de l'hôpital.

Autant que possible, les produits des expériences faites dans les cours de chimie et de pharmacie, qui pourront servir à l'usage de l'hôpital, seront remis dans les mains du pharmacien en chef, qui en donnera un reçu et les portera en recette pour la consommation.

Lorsque la demande d'un pharmacien n'est pas exécutée ou qu'elle ne l'est qu'en partie, il doit, dans celle qui suit, faire mention, à la colonne d'observations, des objets demandés de nouveau, comme n'ayant pas été fournis. Les demandes se calculeront en comptes ronds; on se rapprochera le plus possible de la somme des grammes qui forment des livres, ou onces, etc., etc., etc.

(N° 3.) HOPITAL MILITAIRE

DE

PLACE

de

ÉTAT

De la récolte faite au jardin botanique, et par excursions botaniques audit hôpital.

DÉNOMINATION.	QUANTITÉS RÉCOLTÉES			OBSERVATIONS.
	au jardin botanique.	par excursions.	TOTAL.	

Le 12 .

Le pharmacien en chef,

(N° 4.) HOPITAL MILITAIRE

DE

PLACE
de

REGISTRE

Des compositions pharmaceutiques faites dans le susdit établissement, à compter du

DATES.	DÉNOMINATION des COMPOSITIONS.	Quantités.	DROGUES Y EMPLOYÉES.		OBSERVATIONS.
			Dénomination.	Quantités.	

Le 12 .

Le pharmacien en chef,

Les pharmaciens en chef sont tenus d'avoir un registre semblable au modèle ci-dessus.

(N° 5.) HOPITAL MILITAIRE

DE

PLACE
de

RELEVÉ

Des compositions faites à la pharmacie dudit établissement pendant le trimestre 12 .

DÉNOMINATION des COMPOSITIONS.	QUANTITÉS pendant le trimestre.	DROGUES Y EMPLOYÉES.		PRIX DES MÉDICAMENTS simples.	MONTANT.
		Dénomination.	QUANTITÉS pendant le trimestre.		

Le 12 .

Le pharmacien en chef,

(N° 6.) MODÈLE

DES ANCIENS CAHIERS DE VISITE.

Numéros des lits.	NOMS des MALADES.	INVASION de la maladie.	JOURS à l'hôpital.	ALIMENTS.		PRESCRIPTIONS.	OBSERVATIONS.
				Matin.	Soir.		

A la fin de chaque visite, le médecin et le pharmacien apposent leur signature.

NOTA. La couverture de ces cahiers est une simple feuille volante indiquant le genre des maladies de la division et le nom du médecin de visite.

Les feuilles pour cahiers de visite, modèle n° 7, sont préférables, parce qu'elles n'ont pas l'inconvénient d'obliger celui qui tient le cahier de transcrire chaque jour les noms des malades, l'invasion de la maladie, la date de l'entrée à l'hôpital et le caractère de la maladie. Elles offrent encore l'avantage au médecin d'avoir sous les yeux l'ensemble du traitement.

(N° 7.) HOPITAL MILITAIRE

DE

PLACE de

MOIS de 12 .

CAHIER

DE LA VISITE DE M.[1] .

JOURS[2] .

Le soussigné[3] sous-aide, chargé du service de la visite de la division des[4] faite par M.[5] , certifie que le présent cahier de visite, contenant[6] pages, est conforme aux prescriptions faites pendant le mois de 12 .

A *le* 12 .

Vu et vérifié par le soussigné[7].

[1] Désigner le nom de l'officier de santé traitant, sa qualité et son grade.
[2] Pairs ou impairs.
[3] Chirurgien ou pharmacien.
[4] Indiquer le genre de maladie.
[5] Indiquer le nom de l'officier de santé traitant.
[6] Porter en toutes lettres le nombre des pages.
[7] Indiquer l'officier de santé faisant la visite.

SALLE LIT N°

GENRE de maladie.	NOMS et PRÉNOMS.	CORPS.	INVASION de la maladie.	ENTRÉE à l'hôpital.	MUTATIONS.
(*)					
(*)					

JOURS du mois.	ALIMENTS		REMÈDES ET PRESCRIPTIONS.	OBSERVATIONS.
	du matin.	du soir.		

(*) Les 2e et 3e rangs de cases sont destinés à inscrire de nouveaux malades, quand celui de la première est sorti de l'hôpital, ou mort avant que la feuille soit remplie.

(N° 8.) HOPITAL MILITAIRE

DE

PLACE
de

RELEVÉ

Des prescriptions faites à la visite du 12 ,
de *division des* *par M.*

SAVOIR :

DÉNOMINATION des PRESCRIPTIONS.	NOMBRE DE PRESCRIPTIONS,			OBSERVATIONS.
	le matin.	le soir.	TOTAL.	

Le 12 .

CERTIFIÉ conforme au cahier de visite.

Le pharmacien sous-aide,

(N° 9.) HOPITAL MILITAIRE

DE .

MOIS de

ANNÉE 12 .

JOUR.

Malades n°

RELEVÉ GÉNÉRAL JOURNALIER

Des prescriptions faites le aux visites de MM. les médecins et chirurgiens; ledit relevé dressé sur les relevés particuliers des cahiers de visite de ce jour.

DÉNOMINATION des PRESCRIPTIONS.	NOMBRE DES PRESCRIPTIONS par division de service [1].	TOTAL.	OBSERVATIONS.

CERTIFIÉ conforme aux relevés partiels.

Le pharmacien aide-major,

[1] Cette colonne doit être divisée en autant de colonnes qu'il y a de relevés particuliers ou de divisions de service.

Dans les hôpitaux où il n'y a qu'une seule visite, pour économiser le papier, le pharmacien sous-aide se servira du présent modèle, signera, et le pharmacien aide-major écrira au-dessous : *Certifié conforme*, et signera.

(N° 10.) HOPITAL MILITAIRE

DE

PLACE de

TRIMESTRE 12 .

RELEVÉ TOTALISÉ

Des objets de pansement délivrés pour le service de la chirurgie pendant le trimestre 12 .

SAVOIR :

DÉNOMINATION des OBJETS.	QUANTITÉS DÉLIVRÉES PENDANT				OBSERVATIONS.
	LES MOIS DE			le trimestre.	

Le présent relevé certifié véritable en tout son contenu, par le soussigné, pharmacien en chef dudit établissement.

Le 12 .

Je soussigné, chirurgien en chef dudit établissement, reconnais avoir reçu tous les objets détaillés au présent, lequel annule tous les bons particuliers.

Le 12 .

(N° 11.) **HOPITAL MILITAIRE**

DE

PLACE
de

PHARMACIE.

MM.

MOIS
de

ANNÉE 12 .

Service des malades par division.	Nombre de journées des malades traités pendant le mois.		
1re division,	Fiévreux.		TOTAL.
2e	Blessés.		
3e	Galeux et teigneux.		
4e	Vénériens.		
5e	Ophtalmiques.		
6e			
7e			
8e			
9e			

RELEVÉ GÉ

Des prescriptions faites pendant le mois de 12 , (

des prescriptions faites d

DÉNOMINATION des PRESCRIPTIONS.	NOMBRE DES PRESCRIPTIO																		
	1	2	3	4	5	6	7	8	9	10	11	12	13	14	15	16	17	18	19

NOTA. Lorsque cette feuille est insuffisante, on en ajoute une autre dans l'intérieur : la tête est invariable.

AL MENSUEL

isites de MM. les médecins; ledit relevé dressé sur le relevé général journalier haque division de service.

U MOIS.										TOTAL des prescriptions.	INDICATION DES MÉDICAMENTS servant à la préparation des prescriptions.	QUANTITÉS consommées.	PRIX.	MONTANT.
21	22	23	24	25	26	27	28	29	30					

Certifié véritable le présent état, dressé sur les relevés généraux journaliers les cahiers de visite.

Le 12 .

(N° 12.)

HOPITAL

PLACE
de

CO

Des entrées et sorties de médicaments et denrées qui ont lieu au

NUMÉROS DES PIÈCES.	LIEUX d'où proviennent les recettes, et où ont été faits les versements.	NOMS DES FOURNISSEURS comptables et parties prenantes.	DATES des ENTRÉES et des SORTIES.	(1) Suivre, pou								
				(2)								
Il reste, d'après l'inventaire antérieur.................												
	ENTRÉES.											
		Totaux des entrées..........										
	SORTIES.											
		Totaux des sorties............										
RÉSULTATS.	Le total général des entrées est de.......											
	Le total général des sorties est de.......											
	Restant au	12 ...										

(1) Cette grande case est pour la classification.

(2) Les petites cases sont pour les noms des substances.

MILITAIRE DE

ANNÉE
12 .

TE

établissement pendant l'année 12 , d'après les pièces à l'appui.

Le pharmacien comptable,

l'ordre des articles, la classification de l'état modèle n° .

Le présent compte certifié véritable par le pharmacien chargé en chef.

A le 12 .

(N° 13.)

HOPITAL MILITAIRE DE

PLACE de (*)

MOIS de

RELEVÉ

Des prescriptions alimentaires faites à la visite de *par M.* *le* 12 .

MALADES.		RÉGIME				PORTIONS ORDONNÉES			OBSERVATIONS.
		ANIMAL.	VÉGÉTAL.	DIÈTE.	TOTAL.	pour le matin.	pour le soir.	TOTAL.	
Matin.	Officiers, et traités comme tels								
	Soldats, et traités comme tels								
Soir…	Officiers, et traités comme tels								
	Soldats, et traités comme tels								
Pain (1) Portions.	Entières								(1) Le pain pour la soupe doit être prélevé sur la portion délivrée au malade. On ne peut pas prescrire deux soupes au malade.
	Trois quarts								
	Demies								
	Quarts								
	Soupes (2)								
	Diètes de pain (3)								
Soupe au lait *idem*	Entières								(2) Lorsqu'on ordonne simplement la soupe, on ne distribue que la portion de pain qui y correspond : le bouillon se donne à part, à moins qu'on n'ordonne le régime maigre ; alors on ne donne pas de
	Demies								
Soupe aux lentilles (au gras) *idem*	Entières								
	Demies								

Idem au beurre	*idem*	Entières	
		Demies	
Idem au lait	*idem*	Entières	
		Demies	
Idem à l'eau	*idem*	Entières	
		Demies	
Pilau	*idem*	Entières	
		Demies	
Crème de riz au gras	*idem*	Entières	
		Demies	
Idem sucrée	*idem*	Entières	
		Demies	
Idem à l'eau	*idem*	Entières	
		Demies	
Mouton bouilli (4)	*idem*	Entières	
		Trois quarts	
		Demies	
		Quarts	
Veau *idem* (4)	*idem*	Entières	
		Trois quarts	
		Demies	
		Quarts	
Poule *idem* (5)	*idem*	Moitiés	
		Quarts	

(4) La viande doit être pesée sans os.

(5) Cet aliment est particulièrement destiné pour les officiers. Cependant, dans des cas extraordinaires, les médecins pourront le prescrire aux autres malades.

(*) Ce relevé, fait par le chirurgien de visite, est remis au médecin en chef, ou à celui qui est délégué par lui, pour dresser le relevé général.

(Suite du N° 13.)

MALADES.		RÉGIME				PORTIONS ORDONNÉES			OBSERVATIONS.
		ANIMAL.	VÉGÉTAL.	DIÈTE.	TOTAL.	pour le matin.	pour le soir.	TOTAL.	
Matin. Officiers, et traités comme tels....									
Matin. Soldats, et traités comme tels....									
Soir.. Officiers, et traités comme tels....									
Soir.. Soldats, et traités comme tels....									
Poisson bouilli (1)............ Portions.	Entières........................								
	Trois quarts.....................								
	Demies...........................								
	Quarts...........................								
Mouton rôti................ *idem*....	Entières........................								
	Trois quarts.....................								
	Demies...........................								
	Quarts...........................								
Mouton grillé............... *idem*....	Entières........................								
	Trois quarts.....................								
	Demies...........................								
	Quarts...........................								
Poulet rôti (2)............... *idem*....	N° 1.............................								
	Moitié...........................								
Pigeons *idem* (2)............ *idem*....	N° 1.............................								
	Moitié...........................								

(1) Cet aliment est particulièrement destiné pour les officiers. Cependant, dans des cas extraordinaires, les médecins pourront le prescrire aux autres malades.

(2) Ce rôti est destiné aux officiers.

(3) Ce légume, comme les suivants, peut être, selon l'ordonnance du médecin, préparé à l'huile.

	idem....	Demies..........................
Melokhiéh..................	*idem*....	Entières..........................
		Demies..........................
Concombres.................	*idem*....	Entières..........................
		Demies..........................
Lait........................	*idem*....	Entières..........................
		Demies..........................
Œufs bouillis................	*idem*....	N° 4..........................
		N° 3..........................
		N° 2..........................
		N° 1..........................
Idem au beurre...............	*idem*....	N° 4..........................
		N° 3..........................
		N° 2..........................
		N° 1..........................
Oranges....................	*idem*....	Entières..........................
		Demies..........................
Dattes fraîches..............	*idem*....	Entières..........................
		Demies..........................
Raisins frais................	*idem*....	Entières..........................
		Demies..........................
Dattes sèches................	*idem*....	Entières..........................
		Demies..........................
Raisins secs.................	*idem*....	Entières..........................
		Demies..........................

Certifié véritable par le *soussigné.*

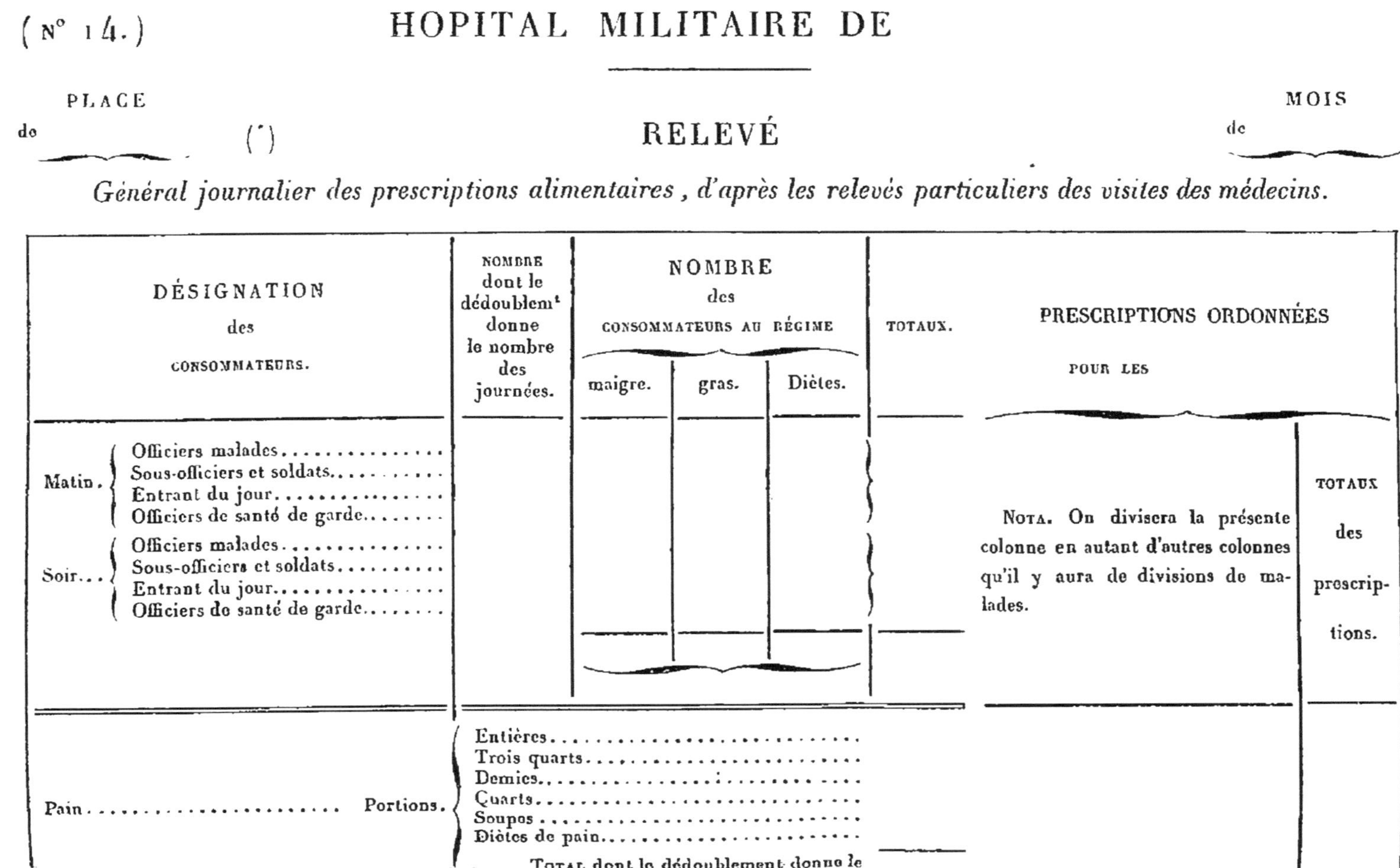

(N° 14.)

HOPITAL MILITAIRE DE

PLACE de ______ (*)

MOIS de ______

RELEVÉ

Général journalier des prescriptions alimentaires, d'après les relevés particuliers des visites des médecins.

DÉSIGNATION des CONSOMMATEURS.		NOMBRE dont le dédoublem^t donne le nombre des journées.	NOMBRE des CONSOMMATEURS AU RÉGIME			TOTAUX.	PRESCRIPTIONS ORDONNÉES POUR LES	TOTAUX des prescriptions.
			maigre.	gras.	Diètes.			
Matin.	Officiers malades						Nota. On divisera la présente colonne en autant d'autres colonnes qu'il y aura de divisions de malades.	
	Sous-officiers et soldats							
	Entrant du jour							
	Officiers de santé de garde							
Soir...	Officiers malades							
	Sous-officiers et soldats							
	Entrant du jour							
	Officiers de santé de garde							
Pain .... Portions.	Entières							
	Trois quarts							
	Demies							
	Quarts							
	Soupes							
	Diètes de pain							
	Total dont le dédoublement donne le							

		Demies		
Soupe aux lentilles (au gras)....	*idem*....	Entières		
		Demies		
Idem au beurre	*idem*....	Entières		
		Demies		
Riz au gras	*idem*....	Entières		
		Demies		
Idem au beurre	*idem*....	Entières		
		Demies		
Idem au lait	*idem*....	Entières		
		Demies		
Idem à l'eau	*idem*....	Entières		
		Demies		
Pilau	*idem*....	Entières		
		Demies		
Crème de riz au gras	*idem*....	Entières		
		Demies		
Idem sucrée	*idem*....	Entières		
		Demies		
Idem à l'eau	*idem*....	Entières		
		Demies		
Mouton bouilli	*idem*....	Entières		
		Trois quarts		
		Demies		
		Quarts		
Veau *idem*	*idem*....	Entières		
		Trois quarts		
		Demies		
		Quarts		

(*) Le présent relevé général doit être fait par le médecin en chef, ou sous sa direction.

(Suite du N° 14.)

DÉSIGNATION des CONSOMMATEURS.	NOMBRE dont le dédoublemt donne le nombre des journées.	NOMBRE des CONSOMMATEURS AU RÉGIME			TOTAUX.	PRESCRIPTIONS ORDONNÉES POUR LES	TOTAUX des prescriptions.
		maigre.	gras.	Diètes.			
Matin. Officiers malades...............						Nota. On divisera la présente colonne en autant d'autres colonnes qu'il y aura de divisions de malades.	
Matin. Sous-officiers et soldats...........							
Matin. Entrant du jour................							
Matin. Officiers de santé de garde........							
Soir... Officiers malades..............							
Soir... Sous-officiers et soldats...........							
Soir... Entrant du jour................							
Soir... Officiers de santé de garde							
Poule bouillie............... Portions.	Moitié..............................						
	Quarts..............................						
Poisson *idem*............... *idem*....	Entières............................						
	Trois quarts.........................						
	Demies..............................						
	Quarts..............................						
Mouton rôti................ *idem*....	Entières............................						
	Trois quarts.........................						
	Demies..............................						
	Quarts..............................						
Mouton grillé............... *idem*....	Entières............................						
	Trois quarts.........................						
	Demies..............................						
	Quarts..............................						

Article				
Bamiéh	*idem*	Entières		
		Demies		
Mauves	*idem*	Entières		
		Demies		
Melokhiéh	*idem*	Entières		
		Demies		
Concombres	*idem*	Entières		
		Demies		
Lait	*idem*	Entières		
		Demies		
Œufs bouillis	*idem*	N° 4		
		N° 3		
		N° 2		
		N° 1		
Idem au bourre	*idem*	N° 4		
		N° 3		
		N° 2		
		N° 1		
Oranges	*idem*	Entières		
		Demies		
Dattes fraîches	*idem*	Entières		
		Demies		
Raisins frais	*idem*	Entières		
		Demies		
Dattes sèches	*idem*	Entières		
		Demies		
Raisins secs	*idem*	Entières		
		Demies		

Les médecins en chef,

(N° 15.)

TABLEAU COMPARATIF

Des poids décimaux avec la livre européenne de douze onces et ses divisions, et avec les poids arabes.

POIDS EUROPÉENS.		POIDS DÉCIMAUX.		POIDS ARABES.	
1/4 de gr.	Un quart de grain...........	0,012 gra..	Douze milligrammes..........	1/4 de gr.	Un quart de grain.
1/2 gr..	Demi-grain..........	0,025 gra..	Vingt-cinq milligrammes..........	1/2 gr....	Demi-grain.
1 gr.....	Un grain..................	0,05 gra...	Cinq centigrammes..............	1 gr.....	Un grain.
2 gr.....	Deux grains................	0,1 gra....	Un décigramme................	2 gr.....	Deux grains.
4 gr.....	Quatre grains	0,2 gra....	Deux décigrammes	1 kir.....	Un kirat.
6 gr.....	Six grains.	0,3 gra....	Trois décigrammes..............	1 kir. 1/2.	Un kirat et demi.
12 gr....	Douze grains...............	0,6 gra....	Six décigrammes................	3 kir.....	Tois kirats.
20 gr....	Vingt grains (ou un scrupule)...	1,0 gra....	Un gramme....................	5 kir.....	Cinq kirats.
30 gr....	Trente grains..............	1,5 gra....	Un gramme et cinq décigrammes.....	1/2 dra...	Demi-drachme.
1 dra.. .	Une drachme...............	3,0 gra....	Trois grammes.................	1 dra....	Une drachme.
1 dra. 1/2.	Une drachme et demie.........	4,5 gra....	Quatre grammes et cinq décigrammes.	1 mit....	Un miteal.
2 dra....	Deux drachmes..............	6,0 gra....	Six grammes....................	2 dra....	Deux drachmes.
3 dra....	Trois drachmes..............	9,0 gra....	Neuf grammes..................	2 mit....	Deux miteals.
1/2 onc ..	Demi-once..................	12,0 gra....	Douze grammes	4 dra....	Quatre drachmes.
5 dra....	Cinq drachmes........	15,0 gra....	Quinze grammes................	5 dra....	Cinq drachmes.
6 dra....	Six drachmes...............	18,0 gra....	Dix-huit grammes........	1/2 oki...	Demi-okia.
1 once...	Une once...................	24,0 gra....	Vingt-quatre grammes...........	8 dra....	Huit drachmes.
1 onc. 1/2.	Une once et demie...........	36,0 gra....	Trente-six grammes............	1 oki....	Un okia.
2 onc....	Deux onces.................	48,0 gra. ..	Quarante-huit grammes..........	16 dra....	Seize drachmes.
2 onc. 1/2.	Deux onces et demie....	60,0 gra....	Soixante grammes........	20 dra....	Vingt drachmes.
3 onc.....	Trois onces................	72,0 gra....	Soixante-douze grammes.........	2 oki....	Deux okias.
4 onc....	Quatre onces................	96,0 gra....	Quatre-vingt-seize grammes.........	32 dra....	Trente-deux drachmes.
5 onc....	Cinq onces	120,0 gra....	Cent vingt grammes.............	40 dra....	Quarante drachmes.
1/2 livr...	Demi-livre	144,0 gra....	Cent quarante-quatre grammes......	4 oki.....	Quatre okias.
1 livr....	Une livre..................	288,0 gra....	Deux cent quatre-vingt-huit grammes..	8 oki.....	Huit okias.
1 livr. 1/2.	Une livre et demie.......	432,0 gra....	Quatre cent trente-deux grammes....	1 rot.....	Un rotolo.
2 livr....	Deux livres................	576,0 gra....	Cinq cent soixante-seize grammes....	16 oki.....	Seize okias.
4 liv. 2 onc.	Quatre livres et deux onces.....	1,200,0 gra...	Douze cents grammes............	1 oka....	Un oka.

TABLE ALPHABÉTIQUE.

A

D

E

FIN DE LA TABLE ALPHABÉTIQUE.

www.ingramcontent.com/pod-product-compliance
Ingram Content Group UK Ltd.
Pitfield, Milton Keynes, MK11 3LW, UK
UKHW020205250726
13967UKWH00003B/1275

9 782012 489783